Phänomen plötzlicher Kindstod endlich erkannt

Heilpraktiker Wolfgang Rietig

Phänomen plötzlicher Kindstod
endlich erkannt

Bibliografische Information der Deutschen Nationalbibliothek
Die Deutsche Nationalbibliothek verzeichnet diese Publikation in der Deutschen Nationalbibliografie; detaillierte bibliografische Daten sind im Internet über http://dnb. d-nb.de abrufbar.

© 2007 Wolfgang Rietig
Satz, Umschlagdesign, Herstellung und Verlag: Books on Demand GmbH, Norderstedt
ISBN 978-3-8334-7073-8

Inhalt

Zusammenfassung der allgemeinen und bekannten Erkenntnisse über den plötzlichen Kindstod(SIDS)[1,2]

Der plötzliche Kindstod wird auch SIDS genannt. Dies kommt aus dem englischen Sprachraum (Sudden -Infant -Death –Syndrom). Scheinbar gesunde Kinder, die meist bis zum Abend mobil sind, erleben den nächsten Morgen nicht mehr. Die Schulmedizin steht vor einem Rätsel. Ein erschütterndes Ereignis, das unverhofft über die Eltern hereinbricht. Das Kind kommt wie gewohnt zum Schlafen ins Bett. Nach Ende der Schlafenszeit liegt das Kind reglos im Bett und ist tot. Ein psychischer Schock sondersgleichen für den betreffenden Elternteil, der diese Situation erlebt. Ein Ereignis, das zu gründlicher Nachforschung Anlass gibt.

Nach dem Tode des Kindes erfolgt eine hochqualifizierte Untersuchung durch ein spezialisiertes Ärzteteam. Man schaut in jede Körperhöhle und untersucht Zellen auf mögliche Hinweise. Jedoch vergebens, denn die zum Tode führenden Prozesse laufen vorher ab !

Die Obduktion ist eine der vorrangigen Untersuchungen. Sie beinhaltet eine äussere Besichtigung des Kindes. Größe, Geschlecht, Kopfumfang, Totenflecken, Totenstarre, Haut, Ödeme, auch ob ein Erbrechen stattgefunden hat. Man schaut Augen, Ohren an und einiges mehr. Die innere Besichtigung umfasst die Körperhöhlen Bauch – Brust – Kopf. In den Bronchien und der Luftröhre wird oft blutiger Schleim gefunden.

Das Herz , betreffs der Kammerstärke und Herzklappenbeschaffenheit, findet ebenfalls das Interesse der Untersuchenden. Im Bauchraum werden vor allem der Magen, Dünndarm, Dickdarm, Blinddarm, Bauchspeicheldrüse, Milz, Leber, Gallenblase, Nieren, Harnblase und Nebennieren unter die Lupe genommen.

Die histologische Untersuchung umfasst Gewebeuntersuchungen. Zur mikroskopischen Untersuchung: dabei werden alle wichtigen

Organe wie Lunge, Herz, Leber, Nieren, Hirn, Milz, Pankreas, Nasenschleimhaut, Lymphknoten, Hypophyse, Magen, Darm usw. erfasst. Der Darm- und Mageninhalt findet ebenfalls Beachtung. Darüber hinaus werden mikrobiologische, Röntgen- und toxikologische Untersuchungen (z.B. auch auf Pflanzenschutzmittel oder ähnliches) angestellt.

Trotz dieser umfangreichen Maßnahmen tappt man im Dunkeln. Man behauptet, dass in Deutschland täglich drei Kinder bzw. pro Jahr ca. 1000 Kinder bis zu einem Jahr alt am plötzlichen Kindstod sterben. Die Dunkelziffer dürfte jedoch wesentlich höher sein. Der ahnungslose Bürger nimmt somit an, dass die Gefahr nach einem Jahr vorbei ist, z.B. starb vor Jahren ein zweijähriges Kind eines Kinderarztes im Allgäu am plötzlichen Kindstod. Werden verschiedene Risikofaktoren für den plötzlichen Kindstod zusammengefasst, so spricht man von einem sogenannten „ALE" (Anscheinend Lebensbedrohliches Ereignis).

Als Risikofaktoren wurden unzählige Gegebenheiten erkannt und propagiert. Die Risikofaktoren sind in ihrer Art sehr unterschiedlich. Dabei wird dem Rauchen in jeder Form, das heißt, z.B. Passivrauchen des Kindes, Rauchen vor, während und nach der Schwangerschaft, ein ca. 5 bis 8faches Risiko für den plötzlichen Kindstod zugestanden. Nur hört und liest man nichts darüber, warum das so ist. Denn von der Giftbelastung, die das Rauchen darstellt, wird ja nicht gesprochen. Die Betroffenen fragen sich, was bewirkt das Rauchen, dass dadurch Kinder sterben sollten!? Ebenso die Bauchlage; es wird Rücken oder Seitenlage empfohlen.

Mit der Industrialisierung nahm dieses Phänomen drastisch zu. Noch 1860 wurde der plötzliche Kindstod zumeist von Leichenbeschauern, selten von Ärzten abgeklärt.

Die Mortalität (Sterblichkeit) ist heute in den Industrienationen am höchsten, wobei sie in kalten Monaten noch höher ist als sonst. Warum aber ? Könnte hier nicht eine Vegetativsituation eine Rolle spielen ?

8

Die Apnoen (Aussetzen der Atmung) sind von den Eltern meist beobachtet worden. Aber wo liegt hier der Auslöser? Schweißattacken mit Durchnässung sind oft das einzige Anzeichen für lebensbedrohliche Situationen.

Quecksilberbelastung ist ebenfalls ein Risikofaktor, da Quecksilber die Plazentabarriere überwindet (Plazenta = Nachgeburt). Amalgamfüllungen sind vor jeder Schwangerschaft zu entfernen. Kinder unter drei Jahren sollten nicht mit ins Bett genommen werden, damit man sie im Schlaf nicht erdrückt. Wohl sollten sie im Elternschlafzimmer schlafen, aber besser im darin befindlichen Kinderbettchen. Am besten im Schlafsack, in den das Kind nicht hineinrutschen kann.

Ebenso sollte das Kind im Bett nicht überwärmt werden. Kleidung und Raumtemperatur sind zu beachten. Wenn eine Lippen- und Fingerzyanose (blaue Färbung), Gesichtsblässe, schrilles Schreien auftritt, so sind dies Alarmzeichen. Hier sollte sofort der Notarzt gerufen werden.

Wenn man bedenkt, dass viele Eltern zu Unrecht am Tode des Kindes als schuldig verdächtigt werden, so ist es mehr als gerechtfertigt, wenn die Obduktion durchgeführt wird. Auch findet die Anamnese ihre Berechtigung darin, dass vorab stattgefundene Ereignisse erfasst werden: die allgemeine Krankengeschichte – Schwangerschaftsverlauf – die Geburt selbst in ihrem Ablauf – Therapien mit Chemotherapeutika – und natürlich auch eventuelle Todesfälle in der Familie.

Vor Eintritt des Todes kommt es oft zu einer länger anhaltenden Agonie-Phase (Todeskampf). Diese dauert in der Regel bis zu zwei Stunden mit Schnappatmung, wobei Atem und Kreislauffunktionen noch bestehen. In dieser Phase sind meist Infektionen vorhanden, wobei der Influenza A Virus gefunden wird. Die Immunglobuline sind kurz nach der Geburt in der Regel am niedrigsten. Die Abwehrlage des Kindes entwickelt sich gegen Ende des dritten Schwangerschaftsmonats und ist von dem Gesamtzustand der Mutter abhängig. Wenn man bedenkt, dass die Schulmedizin die Organe der Menschen „unter sich aufgeteilt" hat – Urologe – Cardiologe usw., wundert es nicht, dass keine Zusammenhänge bzw. Abläufe erkannt werden, die ihrerseits den plötzlichen Tod der Kinder herbeiführen. Kinder als die Zukunft der Menschheit werden nicht geschützt. So wird Herstellern von Kinderspielzeugen und Babyartikeln nicht untersagt, Kinderspielzeuge und andere Produkte für Kinder mit gesundheitsbelastenden Stoffen zu produzieren und in Deutschland in den Handel zu bringen. Sie werden ja nicht einmal angehalten, ihre Spielerzeugnisse auf krebserregende Azofarbstoffe zu untersuchen. Ich betrachte dies als eine sehr bedenkliche Unterlassung der dafür Zuständigen. In der Gastronomie" rennt" man jeder „Kakerlake" hinterher und hier setzt man die wehrlosen Kinder solchen mörderischen Gefahren aus. Hilfreiche unschädliche Naturheilmittel werden zum Verschwinden gebracht, während toxische Medikamente geduldet werden, obwohl jährlich ca. 100.000 Menschen an deren Nebenwirkungen sterben. Antibiotika, Säuglingen und Kleinkindern verabreicht, fördern Allergien und Asthma im Schulalter genauso wie Paracetamol.

Antibiotika wirkt kaum gegen Viren, sondern gegen Bakterien, wobei Echinacea gegen beide Erreger wirkt. Als pflanzliches Präparat sehr wirkungsvoll. Wen wundert es, dass die Allergien bei Kindern zunehmen, wenn die bei Kleinkindern noch schwache Abwehr durch chemische Schadstoffe, Rückstände aus Verarbeitung in Kinderspielzeugen, oder Belastungen mit Bakterien und Pilzen ins Unermessliche überfordert wird. Auffallend ist oft bei vielen betroffenen Kindern, dass ein verändertes Spielverhalten vorliegt. Ihre Aktivität ist stark herabgesetzt, sie wirken müde und antriebslos.

Vielleicht werden die Hersteller wach, wenn die Eltern lieber biologische Spielzeuge ohne Schadstoffbelastung kaufen, anstatt die schadstoffbelasteten Spiel und Gebrauchsartikel. Es gibt zu denken, dass allein in einem Wohnzimmer über hundert verschiedene, die Gesundheit schädigende Stoffe nachgewiesen werden können.

Richtiges Lüften, Fenster und Türen kurzfristig ganz geöffnet, beseitigt wenigstens für eine gewisse Zeit die räumliche Belastung, die vermutlich höher ist, als die in der Außenluft konzentrierte. Dass schadstoffbelastete Matratzen nicht in den Handel gebracht werden dürften und wenn sie bereits im Handel sind, man sein Kind nicht darauf schlafen lässt, ist ja wohl jedem klar. Ist der Energiestoffwechsel herabgesetzt, so zeigt sich das schon im Hypoxanthinspiegel des Augenglaskörpers. Wenn die Konzentration von Hypoxanthin im Glaskörper erhöht ist, so ist dies ein Ausdruck des Sauerstoffmangels im Gesamtorganismus.

1989 erkannte man zwei sogenannte Immunreaktionen an den Schleimhäuten. Doch evtl. weiterführende Untersuchungen wurden nicht publik.

Der gastroösophagale Reflux (Magen- Speiseröhre bedingter Rückfluss) tritt am meisten bis zum sechsten Lebensmonat auf. Es kommt zu vermehrtem Ausspeien der Nahrung. Ein herabgesetzter Verschlussmechanismus an der Kardia (Mageneingang) liegt hier vor. Ein guter Muskeltonus am Übergang der Speiseröhre zum Magen wäre wünschenswert.

Für den Schlaf sollten keine chemischen Schlafmittel verwendet werden, sondern nur pflanzliche Präparate. Hier möchte ich an die Contergantragödie der 60er Jahre erinnern, als nach Schlafmittelgebrauch Kinder verschiedentlich mit Missbildungen geboren wurden. Betreffs der Apnoen (Atempausen) möchte ich darauf hinweisen, dass es eine zentrale Apnoe, obstruktive und gemischte Form gibt. Die zentrale Apnoe wird durch fehlende Impulse vom zentralen Nervensystem hervorgerufen. Die Atemmuskulatur im Brust- und Rückenbereich pausiert in Ausatmungsstellung.

Bei der obstruktiven Apnoe kann die Luft durch Behinderung in den Atemwegen nicht passieren. Dies führt hier zu einer Hypoxämie (Sauerstoffmangelversorgung). Mittels einer Oxycardiospirographie wird die Atemtätigkeit, Herzfrequenz und Sauerstoffgehalt des Blutes überprüft. Eine Apnoe sollte die Zeit von 15 Sekunden nicht überschreiten und sofort dem Arzt mitgeteilt werden. Es gibt Apnoemonitore, mit denen Atempausen erkannt werden. Ob diese Geräte und auch andere Monitore und Babyphone strahlungsfrei sind, sollte mit einer Feldsonde, z.B. der Firma Jahnke in 87660 Irsee, festgestellt werden. Das Gerät misst die schädigende Strahlung in Volt /Meter. Belastungsgeräte sollten mindestens drei Meter Abstand zum Kind haben.

Kleine Kinder sollte man immer im Auge behalten. Die allgemeine Zimmertemperatur sollte zwischen 18°C und 20°C liegen. Dabei ist es wichtig, immer wieder auf die richtige Spiel- und Schlafraum-temperatur von etwa 18 °C zu achten.

Ebenso möchte ich an die richtige Raumluftfeuchtigkeit von 60 bis 70 % erinnern. Ob es den Kindern zu kalt oder zu heiß ist, lässt sich ja leicht feststellen, in dem man an den Nacken fasst. Ist die Temperatur darunter oder darüber, dann ist dies für den noch schwachen Organismus des Kindes eine zusätzliche Belastung.

Atempausen treten nicht auf, weil das Kind zu atmen vergisst, sondern weil Vorgänge ablaufen, die dafür verantwortlich sind. Die Atmung erfolgt autonom, ohne Kontrolle durch das Bewußtsein.

Es wird behauptet, dass die Zwischenrippenmuskulatur bei diesem oder jenem Kind zu schwach ist. Aber da diese bis zum lebensbedrohlichen Ereignis meist gut funktionsfähig ist, liegt meines Erachtens ein ganz anderer Grund vor.

Immer wieder wird auf Risikofaktoren hingewiesen, aber was wirklich vor dem Tod abläuft, wird nicht erkannt. Es sei die Frage erlaubt, ob man wirklich nichts erkennt, oder ob die Augen bewusst vor der Realität verschlossen werden, denn es könnte vielleicht das schulmedizinische Gerüst zum Wanken gebracht werden. Den Apnoemonitor zu installieren beruhigt zwar etwas die besorgten Eltern, aber leider wird mittels dieses Gerätes die lebensbedrohende Situation oft zu spät erkannt.

Die Unterscheidung zwischen Bewegung und Atemtätigkeit ist sehr schwierig. Sicherlich wenden sich immer wieder Heilpraktiker an die GEPS (Gesellschaft zur Erforschung des plötzlichen Kindstodes). Jedoch sollte es mich nicht wundern, wenn es ihnen so geht, wie ich es Anfang der 90iger Jahre erlebt habe. Damals rief ich bei einer GEPS-Niederlassung an und sprach mit der Präsidentin, die selbst ein Kind durch SID verloren hatte. Sie sagte mir, es rufen viele Heilpraktiker immer wieder an. Nachdem ich ihr meine Kenntnisse über die tieferen Gründe für den plötzlichen Kindstod erläutert hatte, war sie erst einmal sprachlos. Meine darauf erfolgte Frage, ob ihr von den vielen HP diese Fakten vorgetragen worden sind, antwortete sie mit einem klaren: Nein. Einen der drei Ärzte, die sie mir benannte und der den Vorstand in der GEPS inne hatte, bat ich um Rückruf, doch habe ich bis heute von diesem Arzt nichts gehört. Man möchte doch annehmen dürfen, dass diesen Leuten längst aufgefallen sein müsste, dass sie in die falsche Richtung forschen. Umso mehr wäre es doch erforderlich, jeder „heissen Spur" nachzugehen. Eltern wollen ihren Kindern soviel wie möglich Freude bereiten. Dabei übersehen sie oft allergische Reaktionen auf Spiel -Plüschtiere und Spielgegenstände aus Tiermaterialien. Ebenso sollte das Halten von Fell- und Federtieren gründlicher bedacht werden. Schon während der Schwangerschaft müsste dies von den Frauen berücksichtigt werden. Vor allem, wenn sie selbst zu Allergien neigen. Beim Stillen legt man das Kind anfangs sechs- bis achtmal an und etwas später je nach Hunger des Kindes. Den Säugling stillt man in der Regel bis zu drei Monaten. Dabei sollte das Stillen nicht im Wechsel mit dem Geben der Flasche erfolgen. Treten beim Säugling Gewichtsprobleme auf, ist es immer ratsam, den Kinderarzt zu konsultieren.

Nach sechs Monaten gibt man besser nachts dem Kind keine Nahrung mehr. In den ersten Wochen benötigt das Kind zwischen dreizehneinhalb bis sechzehneinhalb Stunden Schlaf. Ab dem zweiten Lebensjahr achtet man auf eine Schlafzeit von ca. dreizehn Stunden.

Dabei ist es wichtig, dass das Kind soviel Stunden wie möglich vor Mitternacht schläft. Bei Tagesschlaf darf das Kind nie allein im Auto gelassen werden !

Infektionsbelastungen sollten möglichst vermieden werden, da eine Lungen- oder Hirnhautentzündung ebenfalls zum Tode führen kann. Den Kindern fehlt noch das notwendige Rüstzeug gegen destruktive (zerstörende) Prozesse des sich entwickelnden Organismus. Mit chemischen Präparaten ist eine Zellstärkung bzw. der Aufbau der Organe nicht möglich. Die Schulmedizin ist zwar eine wichtige Notfallmedizin, mit welcher Prozesse unterdrückt, Synthesen gehemmt werden, sowie Impfungen als auch notwendige Operationen erfolgen oder auch Chemotherapeutika substituiert (gegeben) werden, wie z.B. Insulin bei Diabetes mellitus. Doch ist und bleibt sie aus meiner Sicht eine Notfalltherapie.

Von den Schäden die dabei verursacht werden, ganz zu schweigen. Dem Arzt, der auf Naturheilbasis den Organismus in seiner Entwicklung, ohne ihm zu schaden, stärken und unterstützen möchte, werden „Knüppel" zwischen die Beine geworfen. Aber auch dem Heilpraktiker bleiben immer weniger Möglichkeiten, da nahezu täglich Naturheilmittel vom Markt verschwinden. Leider werden zu hohe Gebühren für die Nachzulassungen genommen, so dass die Firmen die Produktion der Präparate einstellen, da sich dann das jeweilige Präparat von diesen Kosten her nicht mehr rentiert. Zum anderen verlangt man wissenschaftliche Nachweise für homöopathische Arzneimittel. Es ist kein Geheimnis, dass die Wirkung homöopathischer Mittel in ihren hohen Verdünnungen wissenschaftlich noch nicht beweisbar ist. Die Empirie, über Jahrhunderte gewonnene Erfahrung in der erfolgreichen Anwendung der Homöopathika bei Mensch und Tier wird einfach beiseite geschoben. Wir Menschen sind Teil der Natur und können auch nur mit den Gaben aus der Natur gesunden. Die Zunahme der chronischen Erkrankungen und ebenso der Krebstodesrate auch bei Kindern, zeigt ja nur zu deutlich, wohin die Menschheit steuert.

Es gibt zwei Heilberufe, den Arzt und den Heilpraktiker. Die Rezepte vom Arzt werden von den Kassen bezahlt. Die vom Heilpraktiker so gut wie nicht. Und dies, obwohl auch der Heilpraktiker vom Staat über das Gesundheitsamt überprüft wird. Da nun der naturbewusste Patient sich für die nichtschädigende und hilfreiche Naturheilbehandlung entscheiden möchte, aber oft das Geld nicht dazu hat, bleibt er „auf der Strecke". Denn nicht jeder Bürger ist in der Lage, eine wirksame Behandlung voll aus eigener Tasche zu finanzieren, damit ihm geholfen wird. Das Ergebnis ist eine angeschlagene, schwache Volksgesundheit. Die Kassen verweigern die Zahlung unter dem Deckmantel der Unwissenschaftlichkeit oder der angeblich fraglichen medizinischen Notwendigkeit (ein „Gummi"-Begriff). Wofür ist ein Patient versichert!? Dafür, dass ihm geholfen wird, wenn er krank ist oder für irgendwelche dubiosen Richtlinien? Hier könnte das Gesundheitsministerium ein Machtwort sprechen. Ich bin der Meinung, dass ein Gesundheits-Minister beide Heilberufsangehörige als Berater haben müsste. Denn beide haben ja aufgrund ihrer Qualifikation die erforderlichen Kenntnisse über Heilungsvorgänge. Dies würde sicherlich der allgemeinen Volksgesundheit dienlich sein. Gerade heute in den Zeiten der Kostenexplosion wäre es doch wichtig, die preiswerte Behandlung und Medikamentation in der Naturheilkunde zu fördern. Möglicherweise wären die Kosten am Anfang der Integration der gesamten Naturheilkunde etwas höher. Doch wenn dadurch die Volksgesundheit im Laufe der Zeit besser werden würde, käme der Staat bzw. der Steuerzahler mit weitaus geringeren Gesamtkosten weg. Denn wer kennt nicht die aufwändigen Maßnahmen betreffs der Untersuchungen mit teuren Geräten und Operationen der Schulmedizin, die dann in dem heutigen Umfang nicht mehr notwendig wären.

Ich las eine Zeitungsnotiz Mitte der 80er Jahre die besagte, dass man ca. 60 tödlich wirkende Rheumamittel vom Markt nehmen musste. Diese waren alle für die Behandlung am Patienten zugelassen. Der Patient ging voller Hoffnung mit seinen Schmerzen zum Arzt und war nach dessen Therapie für „alle Zeiten" schmerzfrei. „Ein beachtlicher Erfolg !?"

Die für die Volksgesundheit Verantwortlichen sollten sich mal vor Augen halten, dass jährlich ca. 12 Millionen Bürger zum Heilpraktiker gehen. Vielleicht gelingt es ihnen dann doch mit der Zeit, nach und nach von der Pharmaindustrie unabhängiger zu werden und der Tatsache Rechnung zu tragen, dass auf Sicht gesehen, das Gesundheitswesen mit seinen hohen Kosten mit weniger pharmazeutischen Präparaten billiger und effektiver für den Bürger sein würde.

Soviel über das bisher bekannte, was man ja auch immer wieder in Fernsehsendungen und in einschlägigen von der Schulmedizin interpretierten Schriften erfährt. Rauchen und Bauchlage werden unter anderem als die einzigsten, hervorstechendsten Kriterien im rätselhaften Geschehen des plötzlichen Kindstodes benannt.

Hauptursachen als multikausales Geschehen für den plötzlichen Kindstod

1. Multi-Intoxikation als Gesamtkonzentration von Toxinen (Giftstoffen) aus verschiedenen Bereichen. Sie überschwemmen den kindlichen Organismus und führen über spezifische Abläufe zum Tod des Kindes.

2. Atemstillstand durch Lähmung des Atemzentrums.
Eine das Höchstmaß an Toxinen übersteigende Konzentration verursacht die Funktionseinschränkung der Nervenzellen im Atemzentrum des Gehirns.

3. Die tödlich verlaufende Vegetativkrise
Schleimhäute in den Atemwegen schwellen an und verschliessen das kleine Lumen (Öffnung) der Luftröhre. Das Kind erstickt dadurch.

4. Allergische Reaktionen,
welche immer wieder auftreten und über entsprechende Mechanismen zum Tode des Kindes führen.
Toxisch behaftete Antigene (Auslöser für eine Immunreaktion) sind hier die Übeltäter. Dazu gehören auch die Infektionserregertoxine.
Über Entzündungsprozesse werden die Schleimhäute in den Atemwegen ebenfalls zum Anschwellen gebracht. Was wiederum das kleine Lumen in der Luftröhre des Kindes verschliesst und das Kind erstickt.

1. Die Multi-Intoxikation:
In der Fernsehwerbung heisst es „zu Risiken und Nebenwirkungen fragen Sie Ihren Arzt oder Apotheker". Der gibt bereitwillig Auskunft über Symptome, die der Hersteller auf seinem „Waschzettel" angibt.

Symptome sind Erscheinungen, die wir im Volksmund Krankheiten nennen. Und deren werden oft viele verursacht. Ist es nicht eine Ironie, dass ein Patient zum Arzt geht um eine Störung in seinem Organismus beseitigen zu lassen, statt dessen aber zusätzliche ihn belastende Erscheinungen frei Haus geliefert bekommt. Nun gibt es aber Naturheilmittel, die ebenfalls helfen, jedoch keine neuen Symptome verursachen. Der interessierte Patient fragt sich nun, wie es denn zu der die allgemeine Gesundheit schädigenden Wirkung kommt. Bei näherem Hinschauen kommt dieser oder jener dahinter, dass es die Toxine aus den Chemotherapeutika sind, die den Patienten belasten. Denn wo kommen die Nebenwirkungen sonst her?

Ob Medikamenten- oder Umweltgifte die Gesundheit jedes Einzelnen schädigen sei dahingestellt. Der neugierige Patient wird auf seine Fragen diesbezüglich vom Arzt wohl kaum die richtige Antwort erhalten. Denn würde der Arzt ihm gegenüber äußern, dass sein desolater Zustand möglicherweise auf Toxin-(Gift)belastung zurückzuführen ist, so würden sicherlich viele Fragen offen bleiben. In meiner fünfundzwanzigjährigen Praxis als Heilpraktiker für Ganzheitsdiagnostik und -Therapie, habe ich einige Kinder gesehen, die in ihrem chronischen Krankheitsverlauf mit Chemotherapeutika behandelt, beachtliche Schäden davongetragen hatten.

In der Literatur über den plötzlichen Kindstod habe ich wiederholt gelesen, dass das Rauchen der Mutter für Kleinkinder bzw. Säuglinge und auch das Rauchen in der Kindesumgebung ein hohes Risiko für SID darstellt. Warum aber soll das Rauchen am Tod eines Kindes schuld sein? Diesbezüglich werden die Eltern völlig im Unklaren gelassen. Vor allem nicht zuletzt auch deswegen, weil es viele Ärzte und Professoren gibt, die selber rauchen. Es wird den Eltern nicht gesagt, dass in einer Zigarette ca. 600 Toxine (Gifte) und davon ca. 40 krebserregende enthalten sind. Dass dies ein wesentlicher Faktor zur Multi-Intoxikation ist, dürfte nun wohl jedem einleuchten. Je mehr die Multi-Intoxikation in den einzelnen Bereichen reduziert wird, umso mehr hat ein vom gesamten Geschehen betroffenes Kind eine bessere Überlebenschance. Frauen, die beabsichtigen einmal Mutter zu werden, sollten auf jeden Fall sofort auf das Rauchen verzichten. Um über diese leidige Sucht zu siegen, gibt es viele Möglichkeiten, die man zur Antirauchertherapie heranziehen kann. Apotheken geben gern Auskunft über Antiraucherpräparate oder Injektionsmittel. Dazu kommen Akupunktur, Autogenes Training sowie nervenstärkende Naturheilmittel.

Toxine aus Mykoseinfektionen[3] (Pilze) tragen ebenfalls zur Multi-Intoxikation bei. Bereits während der Geburt können Neugeborene mit Pilzen über den Geburtskanal angesteckt werden. Mit Mykosen behaftete Gegenstände wie Spielzeuge, Flaschensauger, Milchpumpen und Gegenstände in der Umgebung sollten unbedingt Beachtung finden, wobei sich Pilzsporen auch in der Luft befinden können. Öfteres Durchlüften – Türen und Fenster kurzzeitig ganz öffnen – ist hier besonders wichtig, um diese Belastung zu reduzieren. Während dieser Zeit sollte sich das Kind nicht im Zimmer aufhalten.

Entzündungen der Haut und der Schleimhäute im Mund sind dann die Folge, wenn sich die Mykosen dort ansiedeln. Ein sichtbarer weisser Belag in der Mundhöhle, der durch Mykosen entsteht, wird als Mundsoor bezeichnet. Je schwächer die Abwehr ist, umso stärker treten dann diese Prozesse in Erscheinung. Vor allem, wenn sich eine sogenannte Windeldermatitis entwickelt. Dabei handelt es sich um eine meist flammendrote großflächige Entzündung der Haut im Anal- und Genitalbereich, die für das Kind sehr schmerzhaft ist. Diese Infektion wird vor allem durch feuchte Wärme begünstigt. Baumwollwindeln wären hier geeigneter. Liegt eine Darmmykose vor, so wird durch diese oft Durchfall hervorgerufen.

Ob eine Besiedelung im Darm vorliegt, lässt sich durch eine Stuhluntersuchung abklären. Das Problem der Mykoseinfektionen ist nicht auf die leichte Schulter zu nehmen. Ende der achtziger Jahre las ich eine Statistik, nach der jährlich 25.000 Organ- Mykoseerkrankungen in der BRD auftraten und davon ca. 10.000 tödlich verliefen und wahrscheinlich noch heute verlaufen. Je schwächer das Immunsystem ist, umso leichter können sich die Mykosen in ihrer Aggressivität entwickeln. Ein wesentlicher Aspekt in diesem Zusammenhang stellt der pH-Wert (Säuregrad) im Blut des Kindes dar. Ist der pH-Wert in der Norm, so haben die Mykosen wenig Chancen aktiv zu weden.

Wir unterscheiden das basische Milieu von ca. 15.00 bis 3.00 Uhr früh. In dieser Zeit sollte der pH-Wert (negativer Logarhythmus der Wasserstoffionenaktivität im Blut) in der Norm sein. Der Speichel sollte in dieser Zeit den pH-Wert von pH 6,5, Blut 7,1 bis 7,2 und Urin 6,8 betragen. Hierbei führen die Mykosen eine unauffällige Symbiontenexistenz. Zwischen 3.00 und 15.00 Uhr ist es normal, wenn sich der pH-Wert etwas nach der sauren Seite, also nach unten zu etwa 5,2 bis 6,7 verschiebt. Es laufen in den genannten Zeiten die Stoffwechselvorgänge entsprechend physiologisch, das heißt, für den Organismus günstig ab. Um die zur Multi-Intoxikation führenden Faktoren nicht aus den Augen zu verlieren, möchte ich auch auf die Toxine aus Konservierungsmitteln, Insektiziden und Pestiziden der Nahrungsmittelindustrie hinweisen. Dass Antibiotika, Sulfonamide und Cortison nur im Notfall zur Anwendung kommen , müsste eigentlich jedem Behandler klar sein.

Antibiotika ist nicht geeignet, die Abwehr zu stärken. Erregern geht es an den Kragen und das wäre ja wunderbar, wenn es dabei bliebe. Leider geschieht es immer wieder, dass nicht alle Erreger die eine bakterielle Infektion hervorrufen, abgetötet werden. Die nicht eliminierten und widerstandsfähigsten Erreger besitzen die Eigenschaft, sich zu vermehren, wodurch sie über diesen Mechanismus immer resistenter werden. Deshalb ist es besonders wichtig, bei dem Säugling und Kleinkind nicht bei jeder banalen gesundheitlichen Störung mit Kanonen auf Spatzen zu schießen, wie schon erwähnt. Die Tatsache, dass Antibiotika zwar gegen Bakterien wirkt, wohl kaum aber gegen Viren, eine antivirale Wirkung ist nicht gesichert, müsste weitgehend bedacht werden. Gemeinsam mit einem biologisch denkenden Kinderarzt die körpereigene Abwehr zu unterstützen wäre die Direktive .Von den verschiedenen Antibiotika wirken nur noch wenige, da sich die Erreger längst auf sie eingestellt haben. Wir nehmen über das Fleischangebot eine nicht unbeträchtliche Menge Antibiotika auf. Seit langer Zeit wird auch in der Landwirtschaft zu oft und zu viel Antibiotika eingesetzt. Die Abwehr bei alt und jung ist demnach entsprechend geschwächt.

Doch dies betrifft nicht nur das Immunsystem, sondern alle Organe im Körper. Denn die mit Antibiotika zerstörten Bakterien belasten mit ihren Zerfallsprodukten wiederum jeden Betroffenen. Zum Beispiel Neomycin (Antibiotika) hat schädigenden Einfluss auf die Nieren, Nervensystem-Ohren (Hörschadengefahr) und begünstigt wiederholte Infektionen. Chloromycin hat zudem noch schädigenden Einfluss auf die Blutneubildung. Das nächste Geschütz über den Notfall hinaus als Dauermedikation sind die Cortisonpräparate. Die Nebennierenrinde produziert ca. 29 verschiedene corticotrophe Substanzen (Hormone) in entsprechender für den Körper akzeptablen Dosierung. Und wir glauben, dass wir mit einem für den Organismus zu starken Cortison alles beeinflussen können. Es findet bei Schmerzen, Allergien, Rheuma und hauptsächlich bei Entzündungen Anwendung.

Die übermäßig eingesetzte Therapie mit Cortison schädigt nicht nur das ganze Immunsystem, sondern auch die Nebennierenrinde, die ja eigentlich für die corticotrophen Substanzen zuständig ist. Desweiteren führt der leichtfertige Missbrauch von Cortison zu Schäden in der Leber. Die Prothrombinproduktion in der Leber (eine Blutgerinnungsvorstufe) wird gestört und so kommt es dann zu Petechien (Blutungen in die Haut). Die Entstehung von grünem Star (erhöhtem Augendruck) und grauen Star (Linseneintrübung) wird damit gefördert. Die Förderung der Osteoporoseentwicklung ist eine besonders tragische Komponente. Die toxische Belastung durch die Cortisontherapie führt außerdem noch zu psychischen Störungen, wie Gereiztheit, Euphorie und sogar zu Depressionen. An Femur- und Humeruskopf (Oberschenkelknochenkopf und Oberarmknochenkopf) kann es sogar zu Knochennekrose (Knochenfraß) kommen.

Aber auch mit der Nahrung in heutiger Form, muss sich das Immunsystem auseinandersetzen. Ein Kleinkind reagiert zehnmal empfindlicher auf denaturierte und toxisch belastete Nahrung.

Wenn das Frühwarnsystem eines Menschen durch fortlaufende Toxinbelastung geschädigt wird, reagiert es nicht mehr bei weiterer Toxinbelastung. Ein Patient bekam nach dem Verzehr von einem Apfel Brennen um den Mund herum. Nach dem Verzehr des zweiten Apfels bekam er innerhalb von zwanzig Minuten ein Bläschen an der Oberlippe. Bei einem Apfel aus dem Reformhaus war es nur ein leichtes Brennen um den Mund herum. Verzehrte er einen Apfel aus seinem eigenen Garten, trat überhaupt keine Reaktion auf. Eltern sollten sich vor allem informieren, ob das Obst, welches sie ihren Kindern geben, ungespritzt und somit frei von Giftstoffen ist. Weizen und Roggen werden durch Überdüngung mit Kunstdünger in ihrer biologischen Qualität erheblich belastet. Über die Nachbehandlung werden Mineralsalze, Enzyme, Lecithine und Vitamine weitgehend eliminiert.

Dann wird das Mehl mittels chemischer Stoffe (Chlor, Stickoxyde, Bromate, Arsenverbindungen) gebleicht. Danach wird durch gewisse Zusätze das Mehl blütenweiß gemacht. Dieses Weißmehl räubert den wichtigen Vitamin B -Komplex (Nervenvitamine) aus den Zellen. Speziell die Darmflora des kindlichen Darmsystems ist dieser Belastung mit den Schadstoffen nicht gewachsen. Der Veränderung im Darm steht nichts mehr entgegen. Es entstehen Paracoli, unphysiologische Darmbakterien, deren Gifte den gesamten Organismus überfluten.

Gelegentlich sickert es an die Öffentlichkeit, dass der Nitratgehalt im Trinkwasser wieder einmal erhöht ist. Im Körper verwandelt sich das Nitrat in das aggressive Nitrit. Über bestimmte Einflüsse und Vorgänge, in denen Bakterien mit der Magensäure reagieren , können dann die so gefährlichen Nitrosamine entstehen. Ebenso entstehen Nitrosamine im Verdauungsvorgang aus der Nahrung, die sehr stickstoffhaltig ist (Überdüngung). Nitrosamine und Aflatoxine (Stoffwechselprodukte verschiedener Schimmelpilze) gehören zu den stärksten krebserzeugenden Stoffen. In Fleisch- und Wurst-waren befinden sich oft Nitrite, Beigaben von Penicillin und Strep-tomycin (schädigt den Hörnerv) als Mittel gegen vorzeitige Fäulnis. Gemüse, das seitlich der Autostraßen und Autobahnen angebaut wird, ist meist mit Blei belastet. Benzpyrene, die ebenfalls als can-cerogen gelten, finden sich oft im Grünkohl. Auch entstehen sie beim Grillen über offenem Feuer. Ein sehr gefährliches Gift ist der Plastikweichmacher PCP (Polychlorbiphenyl). Kinderspielzeug sollte auf jeden Fall frei von PCP sein.

Bei einer mittleren Lebenserwartung schleust der Mensch in der heutigen Zeit ca. 50 kg Gift durch seinen Körper. Wen wunderts, wenn da so mancher vorzeitig auf der Strecke bleibt. Sind die Or-gane mancher Kinder weniger widerstandsfähig als die anderer Kin-der, genügt die Gesamtgiftbelastung, Prozesse auszulösen , die dann zum plötzlichen Kindstod führen. Bei einem Erwachsenen genügt ja schon der Biss einer Klapperschlange. So manches Kleinkind ist von quälendem Hautjucken und Schweißausbrüchen betroffen, wenn die Ausscheidungsorgane und die Leber geschädigt sind. Der Körper ver-sucht nun, die Toxine über die Haut loszuwerden. Das Kind schwitzt. Ebenso geht übermäßiges Schwitzen einem Kreislaufkollaps, bzw. einem Herzversagen voraus. Über die Ernährung können die Eltern heute schon gut Einfluss nehmen. Es gibt eine ganze Reihe von Ba-bynahrung, die biologisch ist. Vor allem ist es wichtig, Schweinefleisch zu meiden. Das Schwein produziert die sogenannten Homotoxine[4]. Also Gifte, die für den Menschen besonders belastend sind und nach Dr. med. Reckeweg unzählige Erscheinungen bewirken, wie die nachfolgenden Ausführungen darlegen. Man kann immer wieder beobachten, dass sich beim Konsumenten die Teile am Körper herausbilden, welche er vom Schwein besonders gern verzehrt. Isst jemand z.B. gern Nacken vom Schwein, kann man nach einiger Zeit den typischen Schweinenacken bei dem Betreffenden beobachten. Der Verzehr aus frischer Schlachtung kann zu Entzündungen führen. Prädestinierte Organe dafür sind die Gallenblase, akute Hauterscheinungen, Schweissdrüsenabszesse und einiges mehr.

Der Schweinefleischfettgehalt ist sehr groß. Magere Fleischstücke sind nicht unbedingt als mager anzusehen. Wenn es sich im Bindegewebe ablagert, führt es zur Fettsucht. Da das Schweinefleisch reichhaltig an Wachstumshormonen ist, wundert es nicht, wenn das Dickwerden des Konsumenten zunimmt. Der hohe Histamingehalt (Entzündungshormon) im Schweinefleisch erzeugt Hautjuckreiz. Das Entstehen von Furunkeln, Karbunkeln, Blinddarmentzündung, Gallenerkrankungen, Venenentzündungen, Abszessen und Phlegmonen (flächenhafte eitrige Entzündungen), sowie alle möglichen Hauterkrankungen wird entsprechend gefördert. In den Schweinelungen speziell, aber auch im Schweinefleisch übersommert das Grippe-Virus. Dieses wird dann auch in der Wurst mitverarbeitet. Beim Verzehr wird das Grippevirus mit aufgenommen. So erkranken eher die Esser von Schweineprodukten an Grippe. Fazit: Kindern und Babys auf keinen Fall Schweinefleischprodukte geben! Kinder mit chronischen Drüsenschwellungen sind meist mit Schweinefleischprodukten ernährt worden, statt mit Gemüse und Obst. Sie zeigen dann verstärkte Empfindlichkeit gegen Nässe und Kälte.

Bei Untersuchungen von Schweinefleisch hat man große Mengen von DDT gefunden. Es wird in der Leber eingelagert, aber leider nicht abgebaut. So sammelt sich dieser Giftstoff der z.B. für Insekten schädlich ist, allmählich im Körper an. So gesehen besteht das gesamte Schwein aus minderwertigem, aufgeschwemmten Material.

Ein Tier aus Jauchestoffen – Schleim – Fett und möglicherweise aus
für den Menschen gefährlichen Hormonen ! Das alles zersetzt sich im
menschlichen Darm schnell in Jauche, was sicherlich kein Freudenfest
für unsere Darmflora sein kann. Bei Hase und Kaninchen ist es ähnlich. Während Lamm – Hammel – Kalb- Geflügel, Reh und Hirsch
aus der erwähnten Sicht unbedenklich verzehrt werden können.

Es ist längst kein Geheimnis mehr, dass der Elektrosmog in den
letzten Jahren erheblich zugenommen hat. Denken wir an die vielen
Mobilfunktürme mit ihren Empfängern, den Handys. Auch die Un-
fälle in den Atomkraftwerken, welche der Öffentlichkeit sicherlich
nicht immer mitgeteilt werden. Unsere elektrischen Leitungen mit
ihren 220V, und damit 50 Hz: die menschliche Zelle schwingt mit
0,4 bis 12 Hz. Die vielen elektrischen Geräte im Haushalt und in der
Umgebung der Babys sind eine enorme Gefahr für das Kind, welches
der Strahlenbelastung ausgesetzt ist. Besonders kritisch ist es, wenn
in der Kindesumgebung elektromagnetische Störfelder vorhanden
sind. Um diese festzustellen gibt es sogenannte Feldsonden, die in Vm
(Voltmeter) die schädigende Strahlung angeben. Wie schon erwähnt,
gibt es die Firma Jahnke, Baumannstr. 10 in 87660 Irsee, Telefon-
Nr. 08341-433987, welche Feldsonden vertreibt. Der Abstand zu
elektrischen Geräten sollte mindestens 3 Meter betragen. Fernseher
haben oft eine Strahlung mit bis zu 70 Vm und mehr. Steckt man
den Fernsehstecker andersherum in die Steckdose, so bricht dieses
Feld manchmal zusammen und es erscheinen Werte im niederen
Bereich zwischen 3 bis 12 Vm. Ideal sind die Voltmeter-Werte bis
5Vm. Strahlung jeder Art schädigt das Immunsystem, indem das Erb-
gut in den Zellen verändert oder sogar zerstört wird. Falls Monitore,
beispielsweise Babyphone, zum Einsatz gelangen, sollte in jedem Fall
mittels einer Feldsonde überprüft werden, ob auch hier Strahlungen
vorliegen, die dem kindlichen Organismus abträglich sind. Baby- und
Kindernahrung in der Mikrowelle zubereitet, bedeutet eine zusätzliche Belastung für den so empfindlichen Organismus. Vor vielen Jah-

ren haben das Institut für Biochemie an der ETH Lausanne und Dr. Hans U. Hertel, Umweltbiologische Beratung und Forschung die den Menschen schädigenden Eigenschaften nachgewiesen. Unmittelbar nach der Nahrungsaufnahme hat man Blutveränderungen erkannt. Die Zellmembranen und die Zelle selbst wird in ihrer Funktion erheblich belastet. Natürliche Regelkreise in den Zellen kommen durch die in der Mikrowelle zubereiteten Speisen durcheinander.

Wird verstrahlte Luft aus einer Leckstrahlung des Mikrowellenherdes eingeatmet, so kommt es zur Schädigung des Atemsystems. Nahrung, die im Mikrowellenofen zubereitet wird, erfährt die gleichen Veränderungen in den Strukturen und Zellmembranen (äußere Zellhülle) der Moleküle wie im Menschen. Also wird hier dem Baby oder Kleinkind und auch später immer wieder denaturierte Nahrung zugeführt. Dies betrifft hauptsächlich die so lebenswichtigen Aminosäuren (Bausteine der Eiweisskörper). Der Eiweissstoffwechsel, ohne den im Organismus nichts funktioniert, wird in diesem Fall stark beeinträchtigt. Im Körper sind ca. zwanzig Aminosäuren bekannt. Die rechtsdrehende Aminosäure Prolin z.B. wird durch den Einfluss der Mikrowelle zur Linksdrehung gezwungen und stellt somit eine unphysiologische (Lebensvorgänge betreffend) Entwicklung dar. So wie die Zellmembranen geschädigt werden, ergeht es auch den Fettkügelchenmembranen der Milch. Die so wichtige Folsäure (ein Vitamin der B-Gruppe) nimmt ab. Folsäure aber wiederum ist zum Beispiel wichtig für die Blutneubildung.

Mütter sollten im Zahn-Kieferbereich frei von Metallen sein. Die Metallionen belasten wie allgemein bekannt nicht nur die Organe der Mutter, sondern gehen zu ca. 60 % auf das erste ungeborene Kind über.

Von den Schwermetallen, wie Cadmium, Blei und Nickel ist das Quecksilber, zu einem großen Prozentsatz im Amalgam enthalten, besonders toxisch. Aluminium und Titan gehören zu den Leichtmetallen. Sie richten ebenfalls Schäden im Stoffwechsel an. Fisch,

Obst und Trinkwasser enthalten in der Regel viel von den Metallen. So manches Nierenversagen ist auf Quecksilber im Organismus zurückzuführen. Eingeatmetes Quecksilber wird im Nervensystem eingelagert. Gut wäre es z.B. auch, wenn der Tetanus – Impfstoff frei von Quecksilber wäre. Kinder sind schon zu Tode gekommen, wenn sie mit dem Quecksilber aus einem zerbrochenen Thermometer Berührung hatten. Eine typische Quecksilbererkrankung ist die sogenannte Fibromyalgie mit ihren Symptomen wie: Muskelschmerzen, Depressionen, Schlaflosigkeit, Gelenk-und Sehnenbeschwerden. Hängen sich Metalle an Zellen an, so werden sie vom Immunsystem als Feinde erkannt und angegriffen. Man spricht dann von sogenannten Autoimmunerkrankungen. Einige davon sind Arthritis (Gelenksentzündungen), Sklerodermie, (Hauttrockensucht), Migräne, Colitis ulcerosa (entzündliche Dickdarmerkrankung) und Morbus Crohn (Entzündung des gesamten Verdauungstraktes).

Wenn die sich entwickelnden Ausscheidungsorgane eine Leistungsschwäche haben, werden Gifte- und Stoffwechselprodukte nicht genügend ausgeschieden. Somit wird ein Teufelskreis unterhalten, der wesentlich zur Multi-Intoxikation beiträgt. Wenn man bedenkt, dass im Organismus krebserregende Substanzen gebildet werden, ist es um so wichtiger, soviel wie möglich für gut funktionierende Organsysteme Sorge zu tragen.

Für das Kind ist ein sich gut entwickelndes Immunsystem von wichtiger Bedeutung. Unter dem Immunsystem versteht man ein System von Funktionen, die das eigentliche Leben erst ermöglichen. Ebenso die Tätigkeit aller Organsysteme, welche ohne die Schutztruppe, die wir Abwehr nennen, nicht existieren können. Dabei fällt der Thymusdrüse, dem Knochenmark, den Mandeln, der Milz und dem gesamten Lymphsystem eine besondere Bedeutung zu. Das gesamte Abwehrsystem entscheidet über den Verlauf von Infekten und Krankheiten, dessen anfallende Toxine (Gifte) ja ebenfalls die Konzentration der Multi-Intoxikation beeinflussen. Die Zellen des Lymphsystems sind die Bildungsstätten der Antikörper, die mit Antigenen (Schadstoffen bzw. Infektionserregern) reagieren. Die Medizin spricht von einer Antigen-Antikörper-Reaktion. Abwehrstoffe werden auch als Immunglobuline bezeichnet, die ihrerseits Fremdstoffe wie Mycosen (Pilze), Bakterien und Viren unschädlich machen. Wir unterscheiden eine unspezifische und eine spezifische Abwehr. Bei der unspezifischen Abwehr handelt es sich um das angeborene Immunsystem, welches sofort einigermaßen einsatzbereit ist, sobald das Kind das erste Licht der Welt erblickt. Kommt es zur Infektion, erfüllen Killer- und Fresszellen ihre Aufgabe. Viren leben in den menschlichen Zellen, deshalb stirbt die von der Abwehr angegriffene Zelle ab. Kommt es zu größeren Viruserkrankungen, so werden die Organe erheblich geschädigt. Die Zerfallsgifte tragen hier zur Multi-Intoxikation bei.

Unter der spezifischen Abwehr verstehen wir die Abwehr, die sich erst entwickelt, wenn ein Kontakt mit Fremdstoffen und Krankheitserregern stattgefunden hat. Der Körper lernt in diesem Geschehen für den Menschen unzuträgliche Toxine, Mikro-Organismen und andere Substanzen zu erkennen, einzuordnen und zu bekämpfen. Wenn es notwendig wird, produziert der Organismus erhebliche Mengen spezifischer Antikörper und setzt sie auch ein. Dies alles ist aber nur dann effektiv, wenn die zur Abwehr erforderlichen Vorgänge nicht durch Intoxikation (Überhäufung des Körpers mit Giftstoffen) blockiert sind. Lymphknoten, Knochenmark, Mandeln, Milz, Haut, Darm und auch die Schleimhäute in ihrem Zustand bedingen eine entsprechende Abwehr im kindlichen Organismus. Je besser die Gesamtabwehr, umso weniger Intoxikation. Im blutbildenden Gewebe von Leber und Knochenmark werden sogenannte Stammzellen entwickelt. Darin werden die B-Lymphozyten gebildet, welche in die Blutbahn gelangen, damit sie dort die jeweiligen Antigene (Schadstoffe) erkennen und unschädlich machen. Plasmazellen die ebenfalls entstehen, können bis zu 2000 Antikörper in einer Sekunde bilden. Dazu bedarf es etwa 300 Gene, um einige Millionen verschiedener

Antikörper zu produzieren. Werden Erreger von den B-Lympho-zyten nicht erkannt, treten die T-Lymphozyten (im Thymus gebildete Lymphozyten) auf den Plan und vernichten die Angreifer.

Die in Plasmazellen eingeschleusten Antigene veranlassen dort die Bildung von speziellen Antikörpern. Diese wiederum passen zu den Antigenen (Krankheitserregern) wie ein Schlüssel zum Schloss. To-xine (Gifte) unterscheiden sich als Ektotoxine (Ausscheidungsgifte und Endotoxine (Zerfallsgifte). Ektotoxine als grampositive Bakte-rien (lassen sich dunkelblau färben), z.B. Staphylokokken, verursachen mit ihren Ausscheidungstoxinen ihrerseits Diphterie, Botulismus und Tetanus. Die beim Untergang gramnegativer Bakterien (lassen sich rot färben), z.B. Escherichia Coli (symbiontische Darmbakterien), entstandenen Zerfallsgifte, erzeugen zum Beispiel Thyphus, Fieber, Cholera, Paratyphus (abgekürzte Verlaufsform gegenüber Thyphus abdominalis). Unter der Antigen – Antikörperreaktion versteht man das Reagieren der Antigene mit den dazu passenden Antikörpern. Dabei kommt es zu Agglutination (Verklumpung), Präzipitation (Aus-fällung) und Lysis (Auflösung). Dabei unterscheidet die Abwehr ganz genau, ob es sich um Kugelbakterien wie z.B. Streptokokken, Schrau-benbakterien, z.B. Vibrionen oder Spirillen sowie Stäbchenbakterien (das sind Bazillen bzw. Sporen) handelt. Die durch Antikörper der Mutter erworbene Immunität des Säuglings endet nach den ersten vier bis sechs Lebensmonaten.

Das Kind wird sich immer einige Tage unwohl fühlen, das Allgemein-befinden ist erheblich gestört, und vielleicht mehr als sonst schreien, bis sich die Abwehr auf die neue Situation eingestellt hat.

Überschreitet die Multi-Intoxikation beim Baby oder Kleinkind das Höchstmaß der gesamten Konzentration, so kommen die Abläufe, die zum plötzlichen Kindstod führen in Gang. Kinder, bei denen die Abwehr und Organe, vor allem die Entgiftungs- und Ausscheidungs-organe intakt sind, haben eher die Chance zu überleben. Wenn man nicht mehr weiter weiß, ist die Schuld am plötzlichen Kindstod schnell bei den Genen gefunden. Dabei wird leicht übersehen, dass nicht nur die Organe und die abwehrbildenden Systeme in ihrer Funktion durch Toxine beeinträchtigt werden, sondern eben auch die Gene in jeder Zelle.

Einen großen Anteil an der Gesamtintoxikation haben auch die Infektionserreger im Lymphsystem. Gerade im Baby- und Kleinkindalter kommt es oft zu Infektionen, die einen charakteristischen Verlauf haben. Dr. Spengler hat schon 1910 erkannt, dass bei den kindlichen Infektionen Erreger ins Lymphsystem flüchten, sich dort ein Leben lang aufhalten und sich je nach Abwehrlage vermehren. Diese Erreger geben ihre Stoffwechselgifte ins Blut ab und tragen wesentlich zur Multi-Intoxikation bei. In der Regel handelt es sich um Bazillus influenzae Pfeiffer –Virus; influenzae Spengler Bakterium pneumoniae; Mycobacterium tuberculosis bovinus (vom Rind), brevis (vom Schaf) und humanus (vom Menschen).

Streptococcus lanceolatus ; Staphylococcus aureus; Diplococcus pneumoniae. Des weiteren Streptococcus lacticus – pyrogenes – haemoliticus und – viridans. Verschiedene Staphylokokken (Eiterbakterien) auch Haufenkokken genannt wie albus, pharyngis und aureus. Ebenso können Diplococcus lanceolatus – Erreger ins Lymphsystem wandern. Wird der Erreger bei den betroffenen Säuglingen, Kleinkindern und Kindern über entsprechende Laboruntersuchungen durch den Arzt erkannt, beziehungsweise abgeklärt solange die Erreger im Blut sich befinden, so kann die Gegentherapie wie im anhängenden Therapieteil beschrieben eingeleitet werden. Jede schädigende Noxe (Einzelursache), egal welcher Art sie ist, wenn sie soweit wie möglich beseitigt oder reduziert wird, hilft dies dem Kind zu überleben. Zum Beispiel kann das Tuberkelbazillus auch vom Typ humanus (den Menschen betreffend) durch Tröpfcheninfektion beim Husten von einem Kind auf das andere übertragen werden. Zum besseren Verständnis möchte ich noch einmal zusammenfassen: Die Bakterien werden nach ihrer Form unterschieden. Alle Erreger, die man als

Kokken bezeichnet sind Kugelbakterien. Bei den Bazillen handelt es sich um Stäbchenbakterien. Als Spirillen und Spirochäten werden die Schraubenbakterien bezeichnet. Bei den Bazillen gibt es eine Ruhe- bzw. Dauerform, die Sporen.

Parasiten, die sich in den Zellen aufhalten sind als Viren und Rickettsien bekannt. Erregernachweise können mikroskopisch, über Kulturen bzw. serologisch (aus dem Blutserum) geführt werden. Im Mikroskop werden lebende Erreger im ungefärbten Präparat und tote Erreger im gefärbten Präparat erkannt. Mit der schon erwähnten Gramfärbung werden Bakteriengruppen unterschieden. Mittels lebender Nährböden erkennt man Erreger durch Gewebekultur und ebenso im Tierversuch. Letzterer sollte aber nach Möglichkeit vermieden werden, da erst einmal die anderen Möglichkeiten auszuschöpfen wären, bevor die armen Tiere damit belastet werden. Ob genügend Antikörper vorhanden sind, lässt sich ja leicht durch die sogenannte Antigen-Antikörper-Reaktion nachweisen. Dabei wird das Patientenserum mit im Labor vorhandenen Antigenen (Erregern bzw. Stoffen) zum reagieren gebracht. Rickettsien erkennt man durch eine Komplementbindungsreaktion und die unvollständigen Antikörper erfasst man über den Antiglobulin – Test. In Anbetracht dieser Gefahren für das Kind muss man sich schon wundern, dass man von Untersuchungen in dieser Richtung kaum etwas hört. Dr. Spengler hat schon 1910 erkannt wie Herdbelastungen im Körper erfasst und durch eine entsprechende immunbiologische Therapie zu beseitigen oder zumindest zu reduzieren sind. Gerade die Erregergifte aus dem Lymphsystem tragen in ungeahntem Maße zur Multi-Intoxikation im kindlichen Organismus bei. Man muss sich wundern, wie wenig, oder wenn überhaupt, bei Säuglingen, Kleinkindern und Kindern nach den genannten, gefährlichen Erregern gefahndet wird.

Viele Erkrankungen haben eine tuberkulöse Grundlage, ohne dass man im Blut Tuberkelbazillen findet. Die Erreger haben ja ihren Hauptwohnsitz im Lymphsystem und geben ihre Toxine ins Blut ab. Diese Toxine aber können jede Erkrankung verursachen. Diese wiederum könnte man, ohne zuviel zu sagen, als „maskierte Tuberkulose", oder auch „ Allgemeine Allergie" von heute bezeichnen. Wie schon angedeutet, machen die meisten Menschen im Säuglings- und Kleinkindalter eine unterschwellige Tuberkulose durch. Speziell bei Säuglingen und Kleinkindern macht sich das durch Husten und vermehrtem Schreien bemerkbar. Hier sollte der Kinderarzt sofort die entsprechende Erregerfahndung und dementsprechende Therapien einleiten. Einreibungen mit den nach Dr. Spengler benannten Spenglersanen in die Haut, sind die Heilmittel der Wahl. Die Eltern werden merken, dass sich die Symptome nach einiger Zeit bessern (Fa. Meckel-Spenglersan GmbH, Steinfeldweg 13, in 77815 Bühl (Baden), Telefon 07223-30671 produziert die Spenglersanmittel.

Einer chronischen Kieferhöhlenentzündung liegt meist ein Foci (Herdbelastung) zugrunde. Diese äussert sich in der Regel über Allgemeinerscheinungen, wie Abgeschlagenheit, Kopfschmerzen und depressive Stimmungslage. Der Arzt sollte in jedem Fall auf Druckempfindlichkeit der Gallen-Appendix (Blinddarmwurmfortsatz), sowie Adnexgegend (Anhänge der Gebärmutter) untersuchen. Oft haben verschiedene Krankheiten dieselbe Ursache. Vor allem, wenn Veränderungen der Lymphe, des Blutes und der Gewebesäfte vorliegen.

Über die Einreibung der Spenglersane in die Haut, wird der Organismus angeregt, Antikörper zu bilden. Dies stellt eine aktive Immunisierung dar, da abgeschwächte Antigene in homöopathischer Form zugeführt werden. Gleichzeitig werden dem Organismus bereits vorhandene Antikörper mittels der Einreibung in die Haut zugeführt. In diesem Fall spricht man von einer Passiv-Immunisierung. Sind die Erreger aber in das Lymphsystem geflüchtet, können sie im Blut nicht nachgewiesen werden. Die Toxine (Gifte) erscheinen im Blut und erhöhen die Multi-Intoxikation. Diese wiederum führt über gewisse Abläufe, die ich an späterer Stelle noch darlege, bei geschwächten

Kindern zum plötzlichen Tod. Die Spenglersane können in ihrer Wirkung immer nur am lebenden Menschen zu erkennen sein.

Eine der stärksten Quellen für die Multi-Intoxikation bei Kindern ist die Präkanzerose. (Vorkrebsstadium, bzw. das schon vorhandene und meist nicht erkannte Krebsgeschehen).

Ist ein Kind damit belastet, so ist die Summation an Giften so gewaltig, dass es noch schneller über die entsprechenden Abläufe zum Tode des Kindes führt.

Liegt bei einer Krebserkrankung nach Prof. Dr. Neunhoeffer eine Geschwulst von mehr als 5 mm Größe vor, so führt allein schon dieser Vorgang früher oder später zum Tod, sofern keine äußere Hilfe erfolgt. Ein Krebsgeschehen beginnt nicht plötzlich in einer Größe, wo dann der Untersuchende darüber stolpert, sondern entwickelt sich aus den kleinsten Anfängen heraus.

Die größte Augenwischerei liegt doch darin, dem Bürger zu bedeuten, dass jeder Krebs in irgendeiner Form in sich trägt. Ich las einmal, dass jeder ca. 200 000 Krebszellen in sich haben soll. Ein Tumor von 1 mm Größe jedoch, besteht bereits aus 1 000 000 Krebszellen! Ich bin der Ansicht, wenn bei einem Kind 30 im Körper verteilte Herde von je nur 3 mm Durchmesser vorhanden sind , so wird nicht ein einziger Herd diagnostiziert. Jedoch 30 x 3 mm zusammen multipliziert, ergeben hier eine Gesamtkrebsgiftwirkung von einer Krebskugel mit 9 cm Durchmessser ! Und diese bringt als logische Folge das Kind oder auch den Erwachsenen nach und nach um. Je nachdem, wie die Abwehrlage ist und die Organsysteme standhalten. Keiner stirbt am Krebs allein, sondern am Organversagen durch die Krebsgiftwirkung. Eine ganzheitliche, alle Organe stärkende Einflussnahme ist das Mittel der Wahl.

Denn je massiver die Toxinbelastung im Organismus, umso stärker ist die allgemeine Organ- und Immunsystemschädigung. Wären die Eltern von Haus aus gesünder, so würden auch die Kinder einiges mehr dem drohenden Ereignis entgegenzusetzen haben.

Ist die Multi-Intoxikation entsprechend groß, so ist der Krebsentwicklung ganz enorm Vorschub geleistet. Dr.Seeger[2,5] erkannte schon vor Jahrzehnten die entscheidende Ursache, die zur Krebsentstehung führt. Gifte blockieren die Oxydasefermente in der Zellgrenzflächenmembran. So erfolgt eine stark verminderte Versorgung der Zelle mit Sauerstoff und Nährstoffen. Schlacken, bzw. im Zellstoffwechsel anfallende Gifte bleiben in der Zelle. Betrifft dies eine große Anzahl von Zellen, so kommt es dadurch schon zu einer Reihe von Symptomen, die wir Krankheiten nennen.

Eine längere Blockade der Zellatmung führt dazu, dass die Zelle eines Tages vom Sauerstoffwechsel zum Gärungsstoffwechsel umschaltet. Somit hat der Organismus mit einer neuen Krebszelle zu kämpfen, die sich dann ungehemmt vermehrt und als Giftschleuder die Multi-Intoxikation erhöht. Die nächst schwächere Zelle ist an der Reihe und so geht es ständig weiter.

Organe und Abwehr werden durch die ständig steigende Giftbelastung immer schwächer, so dass der weiteren Entstehung von Krebszellen wenig im Wege steht. Besonders die Ausscheidungs-organe, die so geschwächt werden, dass sie weniger Toxine aus dem Körper hinausschaffen, sind ein weiteres Dilemma.

Die aus der Umwelt(Boden, Wasser, Luft, Nahrungsmittel) in den Organismus eingedrungenen Toxine bleiben weitgehend im Körper. Dazu fallen im Stoffwechsel bestimmte Gifte an, die selbst wieder krebserzeugend sind. Wie immer wieder zu hören ist, kommen Kinder zur Welt, die bereits Krebs haben, also schon damit geboren werden. Wie toxinbelastet müssen da die Eltern sein, wenn es zu solchen Abläufen kommt. Dabei wäre es einfach, Krebsentwicklungen bei Erwachsenen und Kindern über ein Labor zu erfassen. Ein Arzt, ein Apotheker und ein Professor haben Früherkennungsteste entwickelt. Seit 1986 lasse ich das Blut und den Harn meiner Patienten im Heilpraktikerzentrum, Bauhofring 9, 71732 Tamm, Tel.07141- 2981794 auf bereits laufende Krebsprozesse untersuchen.

Wenn der Arzt den Krebs feststellt, sind wie allgemein bekannt, meist schon 2/3 des gesamten Krebsgeschehens abgelaufen. Die echte Früherkennung fehlt. Die Schulmedizin forscht seit Jahren in die falsche Richtung. Warum nimmt denn dann die Krebssterblichkeit pro Jahr zu?

1985 sprach man in der BRD von 120 00 Krebstoten im Jahr. 1995 hörte ich von 240 000 Krebstoten pro Jahr. Und heute, 2005, werden es wohl schon 480 000 Krebstote sein! Immer mehr wird im Umfeld eines Einzelnen bekannt, dass es sich bei diesem Todesfall um ein Krebsopfer gehandelt hat.

In Anbetracht dieser Entwicklung ist es höchste Zeit, sich mehr mit der körpereigenen Abwehr zu befassen, die es zu stärken gilt. Dies aber ist nur möglich, wenn alle Organsysteme gegen die vorhandene Toxinbelastung, besonders auch prophylaktisch (vorbeugend) gestärkt werden. An einer gut funktionierenden Abwehr sind wichtige Organsysteme beteiligt, so wie auch das Bindegewebe und die Schleimhäute. Werden die Funktionen dieser Systeme verbessert, so bilden sich gesündere Antikörper, bzw. Fresszellen und die Tumorzellen werden aufgelöst. Die in ihrer Funktion zu verbessernden Ausscheidungsorgane scheiden Toxine und Tumorzelltrümmer aus. Der Mensch wird gesünder und leistungsfähiger. Dabei nimmt die so zerstörerische Multi-Intoxikation ab. Das betroffene Kind hat somit eine echte Überlebenschance und wird dann auch in der Schule leistungsfähiger sein. Bei dem Krebsfrüherkennungstest nach Prof. Dr. Neunhoeffer[3,6] handelt es sich um Hydroxylamin und Rhodanase. Dieser Harntest erfasst Stickstoff-Stoffwechselprodukte aus Tumorzellen, die fotometrisch in Zählkammern gemessen werden.

Ein Behandler, der sich mit den präkanzerösen Prozessen befasst, sollte das Buch von Prof. Dr. Neunhoeffer besitzen. In diesem Fachwerk sind die wissenschaftlich geführten Vorgänge eindrucksvoll dargelegt. Das Buch trägt den Titel „Die biochemischen Abweichungen der entarteten Zelle und die Konsequenzen für Krebsteste und Krebstherapie", Fischer-Verlag Heidelberg. Erhöhte Rhodanase-werte (als Aminosäureverbindungen) deuten ebenfalls auf laufende CA-Prozesse (Krebsprozesse) hin, wobei ein deutlicher Anstieg im Harn meist auch ein Hinweis auf versteckte Eiterprozesse ist. Die CCR (Karzinochromreaktion) nach Dr. Gutschmidt [4,7] gibt Aufschluss über Präkanzerose (Vorkrebsstadium), was ebenfalls durch Laboruntersuchungen belegt wird.

Der vierte Test beinhaltet eine Blutuntersuchung im Sinne eines Dunkelfeldblutausstrichverfahrens. Um ein Gesamtbild zu erhalten, empfehle ich, alle vier Präkanzeroseteste durchzuführen. Bei bereits erkannten Krebsprozessen können diese Teste auch zur Verlaufs-kontrolle herangezogen werden. Je nachdem, ob es sich um ein schwaches, mittelstarkes oder massives Geschehen handelt.

Aus dem Blut zeigen sich im Schellertest Veränderungen in den Erythrozyten (rote Blutkörperchen).

Der Test aus dem Blut wurde von Dr. Scheller [5,8] entwickelt. Die Stadien der krebsigen Degeneration wurden nach Scheller, Herr-man und Wolf benannt. Dabei handelt es sich um verschiedene Stadien:

Im 1. Stadium erkennt man Körnchen in den Erythrozyten. Diese mögliche Vorstufe wird als Dysoxybiose (gestörte Sauerstoffver-hältnisse) benannt.

Das 2. Stadium bezeichnet man als Präkanzerose (Vorkrebsstadium) mit einer gestörten Zellatmung. In den Erythrozyten zeigen sich Hohlkugeln. Das 3. Stadium gibt bereits auf eine Cancerose (Krebs-prozess) Hinweis. Hier findet sich meist schon eine Milchsäuregärung in den Zellen. In den Erythrozyten zeigen sich Strukturen, Fäden und Zysten, was wiederum auf Carcinomtumorgeschehen hinweist.

Das 4. Stadium mit dem charakteristischen Fadengeflecht und Zy-sten, sowie geschädigten Zellwänden in den Erythrozyten, lassen den Verdacht auf bereits vorhandene Metastasen zu. Die Mitochon-drien, auch Kraftwerke in den Zellen genannt, sind maßgeblich von der Sauerstoffversorgung abhängig. Sie regulieren die Zellatmung. In einer gesunden Zelle haben wir ca. 7000 Mitochondrien (Zellorganellen). Ist diese Zelle in Richtung Krebs geschädigt, so finden sich nur noch ca. 600 – 7oo Mitochondrien in einer Zelle.

Eine klinisch gesicherte Diagnose darf ebenfalls nicht außer Acht gelassen werden, um das gesamte Ausmaß zu erkennen.

Bei dem Harnkombinationstest nach Prof. Dr. Neunhoeffer sollte der Hydroxylaminwert bis 0,050 als Normwert sein. Der Rhodanasewert sollte 0,070 nicht überschreiten. Je nach ermitteltem Wert wird der Hinweis auf Fokalinfekt bzw. Eiteransammlung, Präkanzerose (Vorkrebsstadium), Kanzerose (Krebsgeschehen) geliefert. Nach Bergold/Kokoschinegg Institut für med. Biophysik Wien, hat ein Tumor von ca. 1 cm Grösse bereits 30 Teilungen hinter sich. Bereits weitere 10 Verdoppelungen führen zum Tode des befallenen Organismus. Daraus folgert, dass die Behandlung nicht erst dann einsetzen sollte, wenn schon dreiviertel des Gesamtgeschehens abgelaufen sind, sondern schon in der präklinischen Phase. Nach Schroedter[6,9] sind bereits alle chronisch-entzündlichen Erkrankungen als Präkanzerose (Vorkrebsstadium) anzusehen.

Immer wieder werden Virusinfektionen und Krebsgeschehen in Zusammenhang gebracht. Denn ist die Abwehr bei den Kleinkindern durch Intoxikation entsprechend geschwächt, so haben die Viren ein leichtes Spiel, in die Zellen einzudringen. Diese Viruserkrankungen können nur symptomatisch beeinflusst werden, wobei aber wiederum die körpereigene Abwehr geschwächt wird. Umso wichtiger ist es, bei den Kindern die Organe und biologischen Selbstheilungskräfte auf Naturheilbasis zu stärken. Nach Schrödter programmiert die Virus DNS die Zelle um, wodurch sie präkanzerös verändert wird. Somit ist jede Virusinfektion als ein sehr ernstzunehmendes Problem anzusehen.

Labor für klinische Chemie
und Umweltanalytik
Dr. Manfred Knorr
Bauhofring 9
71732 Tamm

Im gesunden Blut sind die Erythrozyten rund und leer.

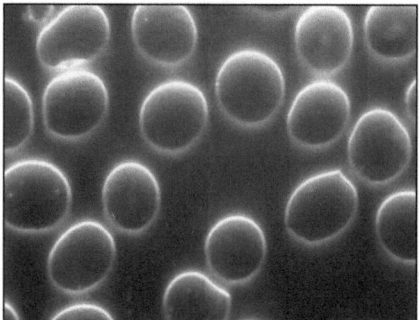

Als Übergänge finden sich nicht selten ungefähr im Zentrum von manchen Erythrozyten undeutliche Strukturen.

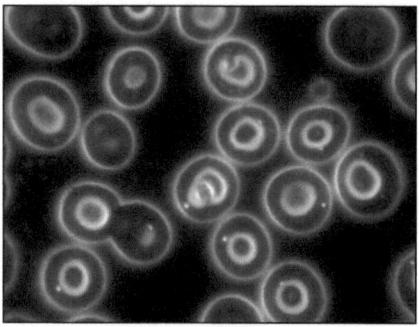

Wenn die Hohlkugeln unregelmäßig werden, deformiert sind, geben sie Verdachtsmomente auf eine allgemeine Kanzerose ab.

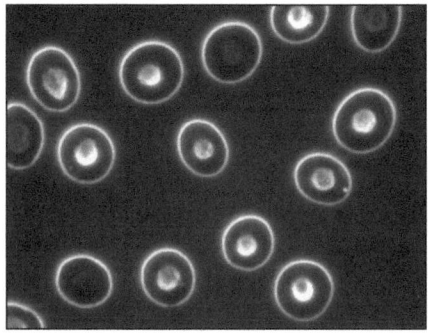

Die nächste Stufe ist die Zystenbildung. Dieser Stufe gehen meist in der Mitte der Erythrozyten, zytoplasmatische Strukturbildungen voraus. Die Erythrozyten können eine gestaltlose undeutliche Masse bilden. Diese ist ein Anzeichen für eine plasmatische Schädigung der Erythrozyten und für eine Krebsgefährdung. Da die Membran der Erythrozyten undeutlich ist, gehören sie vermutlich zu älteren Formen der roten Blutkörperchen.

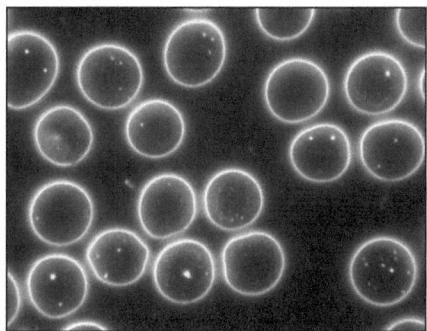

Körnchen innerhalb der Erythrozyten sehen Mikrosomen ähnlich und sind Anzeichen für die erste Stufe zum Karzinom in der Dysoxybiose. Dieser Sauerstoffmangelzustand der Zelle läßt sich durch katalytische Sauerstoffinhalationen beheben. Die Körnchen verschwinden.

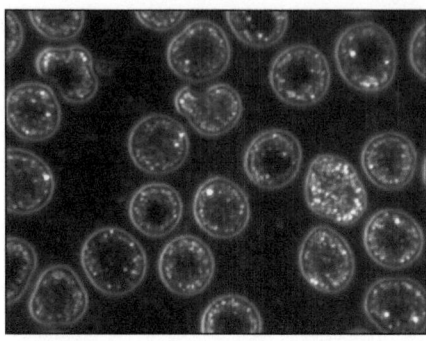

Wenn die Körnchen größer sind und einen dunklen Innenraum zeigen, sind sie Mitochondrien ähnlich. Sie deuten eine Praekanzerose an. Diese Praekanzerose ist nicht rein örtlich begrenzt, sondern bezieht sich auf den gesamten Stoffwechselzustand als Übergang vom normalen zum anormalen Stoffwechsel. Hier muß eine stoffwechselanregende Therapie erfolgen, um den Prozeß umzukehren.

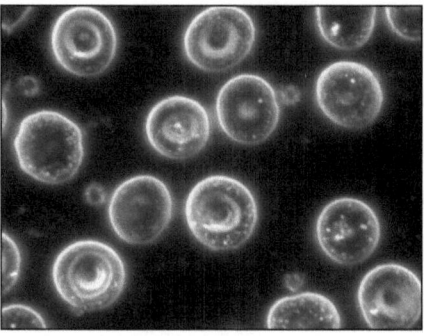

Als deutliches Kennzeichen für eine Kanzerose ist eine starke Zystenbildung in den Erythrozyten aufzufassen.

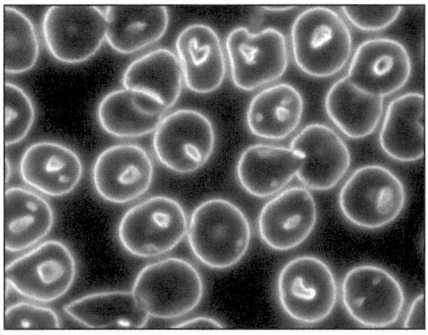

Hier ist die Zellwand der Erythrozyten schon so stark geschädigt, daß es zu einer Ausschüttung der Körnchen und Zysten ins Blut kommt. Die Erys können wieder leer sein

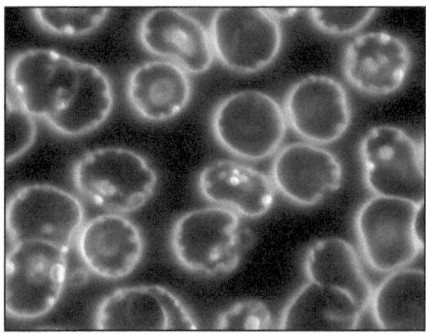

Wichtig: Für eine genaue Befundbeurteilung ist die Vorgeschichte des Patienten von äußerster Wichtigkeit.

Naturheilkundliches Zentrum/Labor f. klinische Chemie & Umwelt-diagnostik Dr. Knorr

Zytoplasmatische Krebsfrühdiagnose im Blutausstrich nach Dr. Scheller

In den Erythrozyten Stadium	Befund	Diagnose Anmerkung
	wenig	
	viel	
	sehr viel	
I	Mikrosomen	Dysoxybiose
	(Sauerstoffmangel)	
	nach Herrmann, Jung, Seger	
	Warburg	
II	Mitochondrien	beeinträchtigter
	(Hohlkugeln)	Stoffwechsel
	Praekanzerose	
	nach Mahnert, Chiurco, Kuhl	
III	Strukturen	gestörter Zellstoffwech-sel
	Fäden, Zysten	Verdacht auf malignen Tumor
	im Beginn	
IV	Zysten,	massiv gestörter
	Geschädigte	Zellstoffwechsel
	Zellwände	Verdacht auf Metasta-sierung
Nach Dr. Scheller: Negativ,	schwach positiv,	stark positiv

Kombinationstest nach Prof. Dr. Neunhoeffer und Dr. Gutschmidt:

Bitte beachten:

3 Tage vor dem Auffangen des Harns keine roten Säfte, kein Vitamin B und C.

Der Urin muss Nitrit negativ sein (sofern vorhanden mit Teststreifen testen)

Vom Behandler ausfüllen: **Nitrit** _____(negativ)

	Normalwert	Patientenwert
Hydroxylamin	bis 0,050	
Rhodanase	bis 0,070	
CCR nach Dr.Gutschmidt	bis 0,80	
schwach positiv	0,8 – 1,2	
deutlich positiv	1,21 – 1,60	
stark positiv	ab 1,61	

Nach Prof. Dr. Neunhoeffer:
negativ(-), schwach positiv(+), deutlich positiv+, stark positiv ++

Über die Carcinochrom-Reaktion (CCR) nach Dr. Gutschmidt bestimmt man im Labor Stoffwechsel-Endprodukte, die bei unkontrollierter Gärung und Sauerstoffmangel aus pathologisch (krankhaft) veränderten Zellen anfallen.

Abwehrproteasen (Enzyme, die Eiweißspaltung katalysieren) spalten Eiweißbruchstücke aus Krebszellen. Der Nachweis erfolgt über eine Farbreaktion. So eignet sich der CCR-Test nach Dr. Gutschmidt ebenso, wie der Harnkombi-Test nach Prof. Neunhoeffer zur Therapiekontrolle bei diagnostiziertem Krebsgeschehen. Ist ein Krebsgeschehen inaktiv, so können die CCR-Werte negativ sein. Dies konnte ich in meiner Praxis in den vergangenen Jahren immer wieder bei den betroffenen Patienten feststellen. Seit etwa 19 Jahren überprüfe ich mit den vier Präkanzerose-Testen die Abwehrlage meiner kleinen und großen Patienten. Es ist mir unverständlich, dass allgemein diese Laborparameter nicht durchgeführt werden. Unzähligen Menschen könnte man das grausame Krebsschicksal ersparen. Bevor diese Harnteste ins Labor geschickt werden, sollte der Patient 3 Tage vorher auf alle rotgefärbten Nahrungsmittel, Vitamin C und Vitamin B verzichten. Der im Labor ermittelte Normalwert sollte bei 0,80 liegen. Ein Wert zwischen 0,80 – 1,20 deutet auf ein schwach positives Ergebnis hin. Von 1,21 – 1,60 ist ein deutlich positives Ergebnis zu verzeichnen. Dagegen weist ein Wert von über 1,61 auf ein stark positives Ergebnis hin

2. Atemstillstand durch Lähmung des Atemzentrums infolge übermäßiger Konzentration von Toxinen im Körper

Jeder Mensch hat seine Neigung zur Schwäche in bestimmten Bereichen des Körpers. Liegt die Neigung zur Schwäche im Atemzentrum des Kindes, so wird die vorhandene Multi-Intoxikation wirksam.

Die Zentren der Substanzia reticularis (netzartiges Nervengewebe), in der Medulla oblangata (oberes Rückenmark), und der Pons (Brücke) im Gehirn, steuern die Atmung. Impulse dieser Zentren bewirken abwechselnd eine Zusammenziehung oder Erschlaffung des Zwerchfells bzw. der Atemmuskulatur. Die Nervenimpulse laufen vom Atemzentrum kommend über das obere Rückenmark und den Nervus phrenicus (unterer Ast des Halsnervengeflechts) zum Zwerchfell und zu der äußeren Zwischenrippenmuskulatur, die sich kontrahiert und die Rippen anhebt. Durch die Kontraktion des Zwerchfells wird die Luft in die Lungen gesogen, indem die Zwischenrippenmuskulatur den Brustkorb erweitert. Dabei ist auch die Großhirnrinde an der Kontrolle für den gesamten Atemvorgang beteiligt. Unterbleiben die Atemimpulse vom Atemzentrum, so hört das Kind zu atmen auf. Der Tod tritt ein.

Denn ohne Sauerstoff, versagen in kürzester Zeit alle lebenserhaltenden Systeme. Die Apnoen (Aussetzen der Atmung)über eine vertretbare Zeit hinaus und vor allem in einer höheren Anzahl, sind bereits ernstzunehmende Warnungen. In der Universität Göttingen hat man Anfang der neunziger Jahre festgestellt, dass ein bis dahin nicht bekannter, winziger Hirnzellenkomplex an der Atmung beteiligt ist. Dieser soll aber nur in den ersten Lebensmonaten des Babys wirksam sein. Der Komplex schaltet sich ab, wenn das sich entwickelnde Atemzentrum diesen sogenannten Zündfunken nicht mehr benötigt. Es liegt auf der Hand, dass eine übermässige Giftkonzentration im Körper auch diesen Impulsrhythmusgeber, ebenso die zum Zwerchfell und der Zwischenrippenmuskulatur laufenden Bahnen lähmt. Wie wir wissen, kommt es durch eine übermäßige Giftlage im Körper zu Organschädigungen, bzw. zu verminderter Leistung. In der Leber z.B. haben wir die Kupfferschen Sternzellen, welche ein Teil des zellulären Abwehrsystems sind. Ebenso ist die Milz ein wichtiges Abwehrorgan. Denn dort werden ja wie wir wissen die Lymphozyten gebildet. Ebenso in den lymphatischen Organen wie Thymus , Lymphknoten und Blinddarm. Werden diese Organe durch Gifte im Körper geschädigt, so können die Viren leichter in die Zellen eindringen. Diese lösen dann meist Entzündung des Herzmuskels aus. Die meisten Herzmuskelentzündungen werden durch den Coxsackie-Virus verursacht.

Mitte der achtziger Jahre hatte ich eine neunundvierzigjährige Krebspatientin, die sich zwingen musste um einatmen zu können. Auch diese Patientin hatte ihre Neigung zur besonderen Schwäche im Atemzentrum. Durch ihre Krebsprozesse war die Multi-Intoxikation so stark, dass eine teilweise Lähmung des Atemzentrums ihre Atmung beeinträchtigte. Da die willkürliche Atmung von der Hirnrinde gesteuert wird, war die Frau in der Lage bewusst zu atmen. Dem Baby fehlt jedoch das Bewusstsein des Erwachsenen, sich zur Atmung zu zwingen. Durch diese Patientin kam ich damals auf die Ursache betreffs der Lähmung des Atemzentrums, hervorgerufen durch die übermässige Anhäufung von Toxinen infolge ihres Krebsgeschehens im Organismus.

3. Die tödlich verlaufende Vegetativkrise

Schleimhäute in den Atemwegen schwellen an und verschließen das kleine Lumen (Öffnung) der Luftröhre. Das Kind erstickt dadurch. Solange die Kinder wach sind, egal ob sie im Zimmer spielen, im „Laufstall" oder sonstwie als Babys „herumkrabbeln", so ist der Sympathicus aktiv. Wir unterscheiden beim vegetativen Nervensystem als dem autonomen (vom Willen unabhängig) einen anregenden Teil (Sympathicus, nahe der Wirbelsäule verlaufend) und dem bremsenden bzw. hemmenden Teil (Parasympathicus). Dazu kommt noch der Vagus (10. Gehirnnerv), der vom Gehirn bis zum Solar-Plexus (Sonnengeflecht) verläuft. Der Vagus als Hauptbestandteil des Parasympathicus beeinflusst Lunge, Magen und vieles mehr.

Der Solar-Plexus als vegetatives Nervengeflecht besteht aus weniger sympathischen Fasern und mehr parasympathischen Fasern. Diese lagern sich an überwiegend verschiedenen Nervenstämmen an. Sympathicus und Parasympathicus sollen sich im Gleichgewicht befinden, damit alle Organsysteme in ihren Funktionen physiologisch (den Körper betreffend) reguliert werden. Der Sympathicus verengt die Gefäße. Durch Bewegung angeregt erfolgt eine gute Durchblutung in allen lebenserhaltenden Systemen des gefährdeten Kindes. Die Multi-Intoxikation schwächt und schädigt die Nervenzellen des gesamten Sympathicus. Es werden die vorhanden Reserven in den Zellen mobilisiert. Je nach Begebenheit wird das betroffene Kind müde, insgesamt weniger mobil. Dem Reizungsgrad entsprechend kommt es zeitweilig zur Verkrampfung im Bereich des Solar-Plexus und damit zum Schmerz in der Oberbauchgegend. Abhängig von der Schmerzintensität wird das Schreien des Kindes immer schriller. Wenn eine Pylorusstenose (Magenausgangsverengung) hinzukommt, möglicherweise mit Erbrechen, so ist das Kind von einem schweren Krankheitsgefühl ergriffen. Kommt es öfter zum Erbrechen, verliert das Kind wichtige Elektrolyte (Säuren, Basen und Salze). So besteht die Gefahr der Exsikkose (Austrocknung). Bei vielen der betroffenen Kinder zeigen sich kaum Symptome, die auf ein nahendes Ende hinweisen. Sie spielen, lachen und zeigen eine völlig normale Verhaltensweise.

Die Sonne sinkt und somit lässt die allgemeine Aktivität nach. Hier ist bereits in der Regel die Intoxikation hinreichend groß und der Sympathicus erschöpft. Es kommt die Schlafenszeit, die Kinder werden ins Bett gebracht und die Eltern wenden sich ahnungslos ihren persönlichen Interessen zu. Nach Stunden oder am Morgen, entdeckt der erste sich dem Kind nähernde Elternteil den reglos vor ihm liegenden kleinen Körper und kann es nicht fassen. Alle Welt steht vor einem Rätsel und kann nicht begreifen, wie es dazu gekommen ist.

Wie wir wissen, fällt der Sympathicus mit der sinkenden Sonne ab. Das Kind wird nicht nur zur Ruhe gebracht, sondern über den Parasympathicus ruhig gestellt. Da ja die Multi-Intoxikation nicht nur den Sympathicus schädigt, sondern auch den Parasymphaticus bzw. den Vagusnerv, üben diese Vegetativnerven, weil durch die Gifte gereizt, verstärkt ihre Funktionen aus. Die Gefäße werden in den Schleimhäuten der oberen Atemwege durch den Vagus drastisch erweitert, so dass Blutplasma aus den Gefäßen in die Schleimhäute austritt. Die Schleimhäute schwellen an und verengen nun nach innen das kleine Lumen (Öffnung) der Luftröhre, so dass keine Luft mehr in die Lungen gelangen kann. Das Kind erstickt. Es ist klar, dass dieses Geschehen nach und nach abläuft und sich somit hier eine mögliche „Schnappatmung" erklärt. Bei der Obduktion findet man immer wieder blutigen Schleim in den Atemwegen des betroffenen Kindes, was wiederum den von mir dargelegten Vorgang bestätigt.

In den letzten Jahren bin ich zu folgender Ansicht gelangt:

I.) In den Atemwegen fallen nach Eintritt des Todes die Schleimhäute zusammen, bzw. bilden sich soweit zurück, dass sie bei der

Obduktion nicht mehr beachtet werden. Durch den zum Stillstand gekommenen Kreislauf tritt kein Blutplasma mehr aus den Gefäßen in die Schleimhäute. Die Ödemflüssigkeit (Blutplasma) diffundiert (Konzentrationsausgleich) in Richtung Mitte der Luftröhre. Deswegen findet sich bei der Obuktion auch blutiger Schleim in den tieferen Atemwegen.

2.) Schon bei einer etwas stärkeren Hypotonie (niedriger Blutdruck) kommt es zur Erythrohämolyse (Auflösung roterBlutkörperchen). Da aber nach Eintritt des Todes bei den betroffenen Kindern totale hypotone Verhältnisse in den Gefäßen herrschen, zerfallen nach und nach die Erythrozyten. Aus den Mitochondrien (Zellorganellen) lösen sich die Lipoproteine (Fett- Eiweißverbindungen) und gelangen so in das Blutplasma. Durch die nun entstehende Eiweißkonzentration im stehenden Blut verändert sich der kolloidosmotische Druck (Wasserdruck in den Gefäßen) und die Ödemflüssigkeit wird in die Gefäße rückresorbiert (aufgenommen). Damit verringern sich die Schleimhautschwellungen in den Atemwegen ebenfalls. Durch das in den Gefäßen befindliche Natrium (Kochsalz) erfolgt zusätzliche Resorbtion von Wasser aus den Schleimhäuten in die Blutgefäße. Sehr erstaunlich ist es, dass die Erythrozyten bis zu 4 Wochen nach dem Tod funktionsfähig sein sollen. Wie wir bereits wissen, verläuft der Vagusnerv vom Gehirn zum Solar-Plexus (Sonnengeflecht).
In Bauchlage kommt es zum Druck auf den Solarplexus und somit über diese Kompression zur verstärkten Vagusaktivität. Diese entwickelt sich je nach Anfälligkeit zum Vagusschock, worauf sich dann gegebenenfalls eine sogenannte Synkope (plötzlicher Kräfteverlust) aufbaut. Dabei kommt es in der Regel zu Bewusstlosigkeit mit Herzreaktionen bis zum Herzinfarkt bzw. Versagen des Herz-Kreislauf-Systems. In dieser Phase ist der Sympathicus in seiner Funktion stark reduziert bis total inaktiv. Die Sauerstoffaufnahme von der Lunge ins Blut ist vermindert. Das Herz selbst wird in dieser Phase nicht

genügend mit Blut und Sauerstoff versorgt. Dadurch reagiert es sofort mit Insuffizienz (Schwäche), was wiederum den Blutrückstau in das venöse Gefäßsystem bewirkt. So kommt es zu dem, von den Eltern immer wieder beobachteten, lividem bzw. bläulichen Aussehen bei den betroffenen Kindern. Wenn durch Schwäche des linken Herzmuskels eine verminderte Blutauswurfleistung erfolgt, so zeigt sich eine deutliche Blässe der Haut und Schleimhäute. Es muss keine manifestierte (ständige) Anämie (Blutarmut) vorliegen um blass auszusehen. In unserem Fall handelt es sich bei der plötzlich auftretenden Blässe um eine gestörte Blutumverteilung. Dies geschieht durch die belastende Multi-Intoxikation, welche hier das Herz entsprechend schwächt. Die durch Solarplexuskompression bedingte Vagusreizung in der Bauchlage, bewirkt wiederum Vasodilatation (Gefäßerweiterung) und somit tritt über diese erweiterten Gefäße Blutplasma in die Schleimhäute, die infolgedessen anschwellen. Auch sind die Schleimhäute der tieferen Atemwege betroffen. Es gelangt kein Sauerstoff in die Lunge, wodurch das betroffene Kind ebenfalls erstickt. Durch die akute Drucksteigerung im Lungenkreislauf wird der rechte Herzmuskel gedehnt und es besteht hier die Gefahr des akuten Rechtsherzversagens. Durch die Vagusreizung werden die Herzkranzgefäße zu stark verengt. Der Herzmuskel bekommt somit weniger Blut und es besteht eine Unterversorgung des Herzmuskels, die diesen schwächt. Die anderen Gefäße dagegen werden erweitert. Durch diese zu starke Gefäßerweiterung wird je nach Schwäche am Herzen der Herzmuskel überfordert und das Herz versagt.

Der andere Ablauf, bei den dafür anfälligen Kindern ist, meiner Ansicht nach folgendes Geschehen: Wie bereits erörtert, werden die als „gesund" erscheinenden Kinder abends zu Bett gebracht. Zuvor sind keinerlei Symptome, die auf ein nahes plötzliches Ende hinweisen erkennbar.

Der Sympathicus reduziert nun seine Funktion auf ein Mindestmaß.

Der Parasympathicus, bzw. Vagus, kommt einer unphysiologisch überschießenden Reaktion nach.

Die Coronarien (Herzkranzgefäße) werden dadurch zu stark verengt, während sich in anderen Bereichen des Körpers die Gefäße erweitern. Das Blut versackt nun in den zu stark erweiterten Gefäßen. Dadurch wird der Herzmuskel zu wenig mit Sauerstoff und Nährstoffen versorgt und Schlacken, sowie Gifte des Herzmuskels werden zu wenig entsorgt. Dieser Vorgang führt wiederum zu einer überschießenden Reaktion des Sympathicus, woraufhin sich die Coronarien wieder erweitern. Die von dieser Reaktion abhängigen Gefäße des Körpers verengen sich.

Dies wäre physiologisch gesehen in Ordnung, wenn durch die überschießende Reaktion des Sympathicus und die vorherrschende Neigung zu Spasmen (Verkrampfung) die gesamte Körpermuskulatur und damit auch der Herzmuskel nicht verkrampfen würden. Die nun verkrampften Myofibrillen (Herzmuskelzellen) sind dadurch nicht in der Lage, das nun vorhandene Blutangebot aufzunehmen.

Die Folge ist ein Versagen des Herzmuskels und der von der Herzfunktion abhängigen Organe.

Ebenfalls tritt eine Beeinträchtigung der Atmung ein, was wiederum zu einer Unterversorgung des gesamten Organismus mit Sauerstoff führt.

Die Verkrampfung der Muskulatur im Körper geht mit einer Lähmung der Nerven einher. Ebenso entsteht eine Unterbrechung der Reizleitung am Herzen, was eine unkoordinierte Kontraktion des Herzens zur Folge hat.

Das Herz hört auf zu schlagen, die Organe versagen und das Kind stirbt.

Bei Kindern, die insgesamt verdächtige Symptome zeigen, empfehle ich innerhalb von mind. 2 Stunden, alle 10-15 Minuten nach dem Kind zu sehen und die Atmung zu kontrollieren (das Ohr auf die Brust des Kindes legen).

Im Notfall sofort, trotz Kontraindikation, 3-4Trpf. Camphora D1 in den Mund träufeln. Danach je 3-4Trpf. Veratrum album D4 und Carbo vegetabilibs D12 in den Mund geben.

Die Krämpfe sind mit einem Spasmolytikum (homöopath. Komplexmittel) in Tropfenform (4-5 Trpf.) in den Mund gegeben, zu beeinflussen. Dabei den Kopf in Seitenlage halten, um ein Verschlucken zu verhindern. Diese Stoffe werden sofort von den Schleimhäuten resorbiert.

Sehr begünstigt wird die vom Vegetativum abhängige ungünstige Entwicklung durch Veränderung der Luftelektrizität über das Vorherrschen extremer Wetterlagen. So mancher Mensch spürt durch Änderung der Luftelektrizität seine chronischen Erkrankungen schon 1–2 Tage früher und stärker. Der Grund liegt darin, dass die Luftelektrizitätsänderung einer belastenden Wetterfront mit Lichtgeschwindigkeit vorausgeht! Wie sich ein starkes Hoch auswirkt, können wir am Mittelmeer beobachten. Zum Beispiel Rheumatiker oder Hypotoniker fühlen sich am Meer plötzlich viel wohler als zu Hause in Deutschland. In Spanien konnte ich dies an einer älteren Patientin sehr gut beobachten, die an der Costa Blanca Urlaub machte. Dort verschwanden alle Schmerzen und sonstige Beschwerden wie von Zauberhand. Diesem Phänomen ging ich mittels eines po2-Eichbarometers auf den Grund. Dabei stellte ich fest, dass dort an der spanischen Mittelmeerküste der Sauerstoffdruck in der Luft um 10 Anteile höher ist, als in Deutschland. Durch diesen erhöhten Sauerstoffdruck werden in den Zellen des Nervus-Sympathicus Reserven freigesetzt, wodurch der Sympathicus die Gefäße verengt und die Blutumverteilung wieder funktioniert. Alles wird wieder besser durchblutet, da ja nun vermehrt Sauerstoff und Nährstoffe überall hingelangen und Schlacken bzw. Stoffwechselprodukte, sowie Toxine aus den extrazellulären (außerhalb der Zellen) Bereich weggeschafft werden. Den bisher geschilderten Vorgängen sind meiner Ansicht nach nicht nur Kleinkinder oder Kinder bis zum ca. 13. Lebensjahr ausgeliefert, sondern auch in seltenen Fällen Menschen im darüber liegenden Lebensalter. Mir ist ein Fall bekannt, wo eine 45-jährige Frau erst ab 1-2 Uhr nachts schlafen kann, weil sie keine Luft bekommt, sobald sie sich gegen 21 Uhr hinlegt. Sie hat das Gefühl zu ersticken, da die Schleimhäute in den Atemwegen anschwellen, das Herz zu wenig Sauerstoff erhält und zu rasen beginnt. Sobald sie aufsteht, ist der „Spuk" wieder vorbei, da der Sympathicus infolge der Bewegung die Gefäße verengt. Dadurch verbessert sich die Durchblutung, so dass die lebensbedrohende Schwellung zurückgeht. Der Parasympathicus und Vagus sind wie wir wissen abends aktiver, vor allem wenn eine entsprechende toxische Belastung vorliegt. Warum aber kann sie dann ab 1–2 Uhr schlafen ? Die Erklärung liegt darin, dass bereits um Mitternacht die allgemeine Aktivität beginnt und Stunde um Stunde zunimmt, worin sie etwa gegen 4 bis 6 Uhr entsprechend stark ist. Diese Aktivitätssteigerung, die den Sympathicus anregt, hängt mit der Sonne zusammen, die in dieser Zeit auf der anderen Seite der Erdkugel aufsteigt. Der Sympathicus verengt die Gefäße, woran sich die Nebennierenrinde beteiligt. Die Kreislaufverhältnisse bessern sich, es kommt überall mehr Sauerstoff hin, so dass sich nun endlich der Schlaf einstellt.

4.Allergische Reaktionen als weitere Todesursache
Die von der Allergiekrise betroffenen Kinder kommen über spezifische Reaktionsmechanismen ebenfalls plötzlich und unerwartet um ihr Leben.
Der Begriff Allergie ist den meisten Menschen bekannt. Aber leider wissen die wenigsten damit etwas anzufangen. Daher obliegt es mir, den gesamten Vorgang noch etwas näher zu beleuchten. Wie schon gesagt, spricht die Medizin von der Antigen-Antikörper Reaktion. Das bedeutet, dass Antigene (körperfremde Substanzen) vom Immunsystem erkannt werden, worauf dieses sofort mit der Bildung von Antikörpern (sogenannten Immunglobuline) antwortet.

Plasmazellen und B-Lymphozyten sind hier die Produzenten. Die am bekanntesten Immunglobuline haben die Bezeichnung IgH,- IgA,- IgE. Sie werden in der Milz, im Knochenmark und in den Lymphknoten produziert. Je nach Antigen erscheinen die zuständigen Antikörper am Ort des Geschehens und passen zu dem Antigen wie der richtige Schlüssel zum Schloss. IgE reagiert speziell mit bestimmten Nahrungsmitteln, wie Erdbeeren und Tomaten. Der Körper schüttet verstärkt Histamin (Gewebshormon) aus, das Entzündungen an den Schleimhäuten bewirkt. Es verursacht unter anderem Vasodilatation (Erweiterung der Gefäße), speziell der kleinen Gefäße. Wie bei der Vegetativkrise tritt Blutplasma aus den Gefäßen in die Schleimhäute der Atemwege, so dass kein Sauerstoff mehr in die Lunge gelangen kann und das davon betroffene Kind erstickt. Wenn durch diesen Vorgang die Nasenschleimhäute anschwellen, so hört man das typische „Schnorchelgeräusch" bei der Atmung des Kindes.

Es gibt verschiedene Allergene, welche Reaktionen auslösen. Zum Beispiel Allergene, die inhaliert werden, die zunächst die Atemwege, sowie später Erscheinungen an der Haut und am Darm auslösen können. Wenn Pollen, Pilzsporen, Hausstaub mit Milbenkot und Formaldehyd, die mit Umweltgiften belastet sind das Kind attackieren, so sind die Auswirkungen entsprechend schlimm. Je mehr es gelingt, die Giftbedrohung für das Kind zu reduzieren, umso weniger reagiert die Gesamtabwehr übersteuert (Allergiemechanismus), was letztlich zum Überleben der gefährdeten Kinder beiträgt. Die Nahrungsmittelallergene gelangen über den Verdauungstrakt in den Blutkreislauf. Sie lösen Obstipation (Verstopfung), Koliken, Brechdurchfall und auch Atemwegsymptome aus, wie bereits im einzelnen angedeutet. Wir können davon ausgehen, dass die überschießenden allergischen Reaktionen vom Ausmaß der Gesamtgiftlage im kindlichen Organismus abhängt. Denn gerade in den Industrieballungszentren mit ihren Luftverschmutzungen sind speziell die Kinder gefährdet, da sie auf Toxine bedeutend empfindlicher reagieren als die Erwachsenen.

Schon lange ist bekannt: erst stirbt der Wald, dann stirbt der Mensch. Das Waldsterben hat schon lange begonnen. Auch die Wetterfühligkeit hat in den letzten Jahren zugenommen. Der rasche Wechsel der Temperatur, auch der Föhn im Alpengebiet bis weit ins Vorland hinein dürfte wohl auch nicht zuletzt durch die dünne Ozonschicht verursacht werden. Der toxisch belastete Feinstaub hat seine Auswirkung vor allem bei den Kindern, die ohnehin schwächlich sind, was sich durch die Häufung der Pseudo-Krupp ähnlichen Hustenerkrankungen (durch Entzündung der Schleimhäute des Kehlkopfes) ausdrückt. Zur Zeit verschwinden immer mehr empirisch erprobte wirksame Naturheilmittel vom Markt. Die Ausbildung der Heilpraktiker reduziert sich auf weniger wirksame Methoden. Die Erfassung der Organsysteme in ihrer Energieleistung mittels der BFD (Biologische Funktions-Diagnostik) nach Dr. Voll wird in der Ausbildung kaum angeboten. Und wenn, dann misst man die Akupunkturpunkte neben den Finger- und Zehennägeln, anstatt drei Anteile nach Dr. Voll . Kein Wunder, dass die Privatkassen diese Form der Diagnostik ablehnen. Nach Dr. Voll: kleiner Finger innen links: Aortenklappe. Der zweite Akupunkturpunkt ist für die Mitralklappe am Herzen zuständig. Und der dritte Akupunkturpunkt ist für den Herzmuskel links maßgebend. Präkanzerose-Teste (Krebsfrüherkennung) nach Prof. Neunhoeffer, Dr. Gutschmidt und Dr. Scheller sind kaum im Ausbildungsprogramm. Heilpraktiker und Naturheilärzte sprechen von Ganzheitstherapie. Bei näherem Hinsehen kommen ein paar Injektionen oder einige homöopathische Mittel heraus, mit denen ein Gesamtaufbau bzw. Regenerierung der Organsysteme nicht möglich ist. So wird wie in der Schulmedizin fast nur symptomatisch , aber wenigstens giftfrei therapiert. Die chronischen Erkrankungen und Krebs nehmen laufend zu, da dem Patienten zu wenig Leistung angeboten wird. Klares Denken wird immer seltener. Oft entsteht der Eindruck, dass ein großer Teil der Mitmenschen durch die zunehmende Multi-Intoxikation als regelrecht verhaltensgestört erscheint. Jeder

Mensch hat seine Neigung zur Schwäche in bestimmten Regionen des Körpers. Liegt die Neigung zur Schwäche im Gehirn vor, so wirkt sich die übermäßige Intoxikation eben dort aus. Neurotransmitter (Überträgermoleküle) wie z.B. Acetylcholin und Serotonin etc. sind als Überträgerstoffe vermindert oder zu wenig an der Synapse (Berührung zweier Nervenzellen) bereitgestellt. Dadurch wird die Erregungsweiterleitung der Nervenimpulse stark herabgesetzt. Dies hat zur Folge, dass sich der Mensch in seiner Verhaltensweise verändert. Im Volksmund heisst es dann, „der tickt ja nicht mehr richtig". Ebenso denke ich, dass Depressionen und Angstzustände dort ihre Ursachen haben, je nach Stärke der Giftbelastung im Organismus. Bedenkt man die Auswirkungen auf die Kinder, wenn die Eltern gesundheitlich angeschlagen sind, so zeigt sich einmal mehr wie wichtig es ist, dass Eltern so viel wie möglich für ihre Gesundheit tun, bevor sie Kinder in die Welt setzen. Für die Entwicklung der Kinder ist eine gut funktionierende Ehe bzw. Partnerschaft von äußerster Wichtigkeit. Die alarmierende Zunahme der Singles lässt den Verdacht zu, dass eine tiefgreifende Kausalitätskette (Ursachenabläufe) die Menschheit erfasst hat. Wie oft habe ich in meiner Praxis erlebt, dass Patienten regelrecht psychisch am Boden zerstört waren und nicht wussten, warum das so ist. Eine nervliche Belastbarkeit war so gut wie nicht mehr vorhanden, wobei Angst und depressive Stimmungslage dominierten. Man verstand den Partner nicht mehr. Ebenso war es im umgekehrten Fall. Jedes Wort wurde auf die Goldwaage gelegt und löste eine von Kränkungsgefühl getragene Atmosphäre aus. Es wurde von Trennung und Partnersuche oder auch von schon erfolgten Aktionen gesprochen. Meine Untersuchung ergab immer wieder den Hinweis auf eine übermäßige Intoxikation des Betreffenden. Nicht nur, dass die Ausscheidungsorgane total geschwächt waren, sondern es zeigten sich die Krebsfrüherkennungsteste positiv. Wenn die Organsysteme sich in ihrer Leistung gebessert hatten und die Präkanzerose (Krebsfrüherkennung) nach Prof. Neunhoeffer, Dr. Gutschmidt,

Dr. Scheller sich in Richtung Norm veränderten, wandelte sich das Befinden dieser Patienten in Eutonie (Wohlbefinden) um. Und sie kamen nach einer gewissen Zeit freudestrahlend in meine Praxis herein und waren nicht wiederzuerkennen. Eine gute Ehe wirkt sich nicht nur günstig auf das ungeborene Kind aus, sondern auch auf das bereits Geborene. Mißstimmung, Streit und Unfrieden spürt das Kind als psychische Belastung unbewusst. Durch die Belastung des Unterbewusstseins kommt es zwangsläufig zur Abwehrschwäche des Kindes. Vor ca. fünfundzwanzig Jahren, nach fünfjähriger Praxis-vorbereitung erkannte ich, dass eine Organsystemstärkung nur dann möglich ist, wenn serienweise in jeder Behandlung die multikyberne-tische (Regelkreise betreffend) Gesamtheilwirkung produziert wird. Dazu ist es notwendig, in jeder Sitzung eine entsprechende Anzahl hochwirksamer Naturheilverfahren <u>zu kombinieren</u>. Irgendwann, wenn das Massensterben überhand genommen hat, wird man neue Wege suchen und die dann alten Naturheilschriften ausgraben, um wirklich ganzheitlich Organe und Abwehr aufzubauen und stärken zu können.

Im Rahmen der allergischen Vorgänge ist die Anaphylaxie (Empfind-lichkeit gegen Eiweißstoffe) für das davon betroffene Kind weiterhin eine Ursache die für das lebensbedrohende Ereignis verantwortlich ist. Unter der Anaphylaxie versteht man eine Direktreaktion auf Antigene (hier Fremdeiweiße) durch IgE–Antikörper. In der Regel hat bereits vorweg ein Kontakt mit dem Allergen stattgefunden. Und dies führte zur Sensibilisierung (Überempfindlichkeit) gegen das Antigen. Der erneute Kontakt des Organismus mit diesem Stoff, führt dann zu der überschießenden Reaktion, die als Schockreak-tion bei dem dafür anfälligen Kind zum Tode führt. Der lebens-bedrohende Schock baut sich in Sekunden bis Minuten bei dem betreffenden Kind auf. Hier werden gefäßaktive Stoffe im Körper freigesetzt. Diese wiederum führen zur Lähmung der Kapillaren (Haargefäße,) Bradykardie (langsamer Herzschlag) mit der Folge des niedrigens Blutdrucks. Die Bronchien verkrampfen sich, so dass Herz- und Atemstillstand erfolgt. Oft tritt ein Kehlkopfödem, also das Anschwellen der Kehlkopfschleimhaut auf, oder das gefürchtete Glottisödem (Stimmbandschwellung) mit Zuschwellen der Stimmritze. So erstickt das Kind auch über diesen Mechanismus. Eine der vordringlichsten Aufgaben bei der stetigen Zunahme der Allergiebereitschaft der Kinder, so müsste jedem Elternteil klar sein, ist alles zu tun, um die Allergieempfindlichkeit mit allen zu Geboten stehenden Maßnahmen zu reduzieren. Was dürfte da wohl dringlicher sein, als die so verheerende Multi-Intoxikation abzubauen und in der Entstehung abzubremsen !

Nun wird dieser oder jener sagen, warum sterben Kinder in unbelasteten Gegenden an SIDS? Zum Beispiel soll die Luft in Arizona mit am saubersten sein. Und doch kommt es, wenn auch weniger als anderswo, zu plötzlichen Sterbefällen der Kinder. Wie schon erwähnt, bildet unser Körper neben den Zellabfallprodukten auch Stoffe, die krebserregend sind. Neben Schlacken und Toxinen aus Zellverbindungen erhöhen eben auch hier die krebserregenden Substanzen aus dem Zellstoffwechsel die Gesamtintoxikation. Diese wiederum schwächt die Organe ebenso wie die Ausscheidungsorgane und alle an der Abwehr beteiligten Systeme. Vor allem betrifft dies die Kinder, bei denen eine besonders starke anlagebedingte Schwäche an den Organen vorliegt. Der Teufelskreis ist in Gang und entsprechend wirksam. Über einen, mehreren oder allen bereits beschriebenen Mechanismen kommt das Kind dann zu Tode.

Therapie und prophylaktische Maßnahmen

Jede Frau, die in den Lebensabschnitt der Schwangerschaft eintritt, sollte alles tun um ein gesundes Kind zur Welt zu bringen. Unzählige Fremdstoffe und Gifte wirken täglich auf die Organsysteme einer schwangeren Frau ein. Über die Nabelschnur werden dem Kind Nährstoffe und Sauerstoff zugeführt. Aber ebenso alle schädigenden Stoffe, die die Mutter aufnimmt. 1992 waren in der BRD ca. 65.000 Fremdstoffe in der Luft, von denen ca. 6.000 als besonders gefährlich eingestuft waren. Inzwischen dürften wohl noch einige hinzugekommen sein. Nimmt die schwangere Frau darüberhinaus Drogen, Alkohol, Nikotin zu sich, so muss man sich fragen, ob dieser werdenden Mutter überhaupt etwas an ihrem Kind liegt.

Ein Beispiel : Eine Frau die ihrem Mann bei Malerarbeiten geholfen hatte und gemeinsam mit ihm eine Schachtel Zigaretten nach der anderen hinweggeraucht hatte, bekam ein Kind mit nur einem Finger an einer Hand!

Um ein gesünderes und widerstandsfähigeres Kind zu bekommen, empfehle ich die Eugenische Kur.

Im 1. Schwangerschaftsmonat nimmt die Frau 10 Globuli Tuberkulinum D 200

Im 2. Monat	10 Globuli Medorrhinum D 200
Im 3.	10 Globuli Luesinum D 200
Im 4.	10 Globuli Sulfur D 200
Im 5.	10 Globuli Calcium carbonicum D 200
Im 6.	10 Globuli Calcium phosphoricum D 200
Im 7.	10 Globuli Calcium fluoricum D 200

Die monatliche Einzelgabe von 10 – 12 Globuli sollte einmalig erfolgen, indem man die Globuli langsam im Mund zergehen lässt. Mit der Eugenischen Kur werden ungünstige Entwicklungen für das Kind günstig beeinflusst.

Ein weiteres großes Übel während der Schwangerschaft ist die Stuhlverstopfung. Zum einen wird meist zuwenig Flüssigkeit aufgenommen und zum anderen fehlt es oft an Ballaststoffen. 2 ½ Liter Wasser, besser Mineralwasser (basisch), sollte die Regel sein. Dazu am Morgen einen Leber-Galletee und einen Magen-Darmtee. Mittags Herz-Kreislauftee. Und gegen 17 Uhr Nieren-Blasentee. Abends einen Schlaf- bzw. Beruhigungstee, wenn möglich ohne Hopfen und Baldrian. Baldrian erweitert die Gefäße und Hopfen ist wegen dem Lupulin für die Nieren nicht so günstig. Karotten geraspelt mit einem biologischen Apfel hineingeschnitten sollten täglich auf dem Speiseplan stehen. Am Abend wirkt sich ein Toast gut aus, auf den man zwei Ananasscheiben und darüber Heidelbeeren oder Mandarinen und darauf eine Scheibe Gouda (48 %) gibt. Etwas süßen Paprika darübergestreut, bevor man ihn überbäckt ergibt ein appetitliches Aussehen.

Zusätzlich am Morgen ein Müsli, mit über Nacht eingeweichten Sesamkörnern und das Verstopfungsproblem sollte gelöst sein.

Ein weiteres Problem ist die Übersäuerung des Blutes.

Ein Teelöffel Basenpulver, nach dem Mittagessen in Flüssigkeit getrunken, unterstützt die basische Zeit zwischen 15 und 3 Uhr nachts. Dies ist besonders wichtig, damit die in der basischen Zeit ablaufenden Stoffwechselvorgänge auch tatsächlich ablaufen können.

In der Schwangerschaft kommt es oft zu Krämpfen. Bei Krampfneigung sollte immer an Calcium – Magnesium gedacht werden. Nicht zu vergessen ist auch Cuprum in der D 4 (Kupfer). Für die ärztliche Betreuung während der Schwangerschaft und nach der Entbindung wurden Richtlinien aufgestellt, um Gefahren für das Leben des Kindes und der Mutter nach Möglichkeit abzuwenden. Bei dieser Gelegenheit möchte ich einige wichtige Punkte der AOK Bayern – Richtlinien aufführen.

In Bezug auf den Zusammenhang zwischen Ernährung und Kariesrisiko wird die tägliche Einnahme von 100 – 200 ug Jodit (Jod) empfohlen. Blutdruck, Körpergewicht, Harnuntersuchung, Zählung der Erythrozyten (rote Blutkörperchen) sind einige der Maßnahmen. Feststellung der Lage des Kindes und dessen Herzaktionen werden ebenfalls erfolgen.

Bei den serologischen Untersuchungen während der Schwangerschaft handelt es sich um die Lues-Suchreaktion über den TPHA (Treponema pallidum- Hämagglutinationstest),

a) der Röteln-Hämagglutinationshemmungstest, eine aktive Rötelnschutzimpfung soll während der Schwangerschaft nicht erfolgen,

b) evtl. ein HIV-Test

c) Bestimmung der Blutgruppe und des Rh-Faktors D

d) ein Antikörpersuchtest

Zu Beginn der 9. bis Ende der 12. Schwangerschaftswoche werden in der Regel einige Ultraschallscreenings durchgeführt. Damit kontrolliert man, ob eine zeitgerechte Entwicklung des Embryo vorliegt. Von Beginn der 19. bis Ende der 22. Schwangerschaftswoche schaut man auf Lebenszeichen, Fruchtwassermenge sowie körperliche Entwicklung.

Beginn der 29. bis 32. Schwangerschaftswoche wird nach Lebenszeichen, Kindslage, Oberarm- und Oberschenkelknochen geschaut. Ab Beginn der 36. Schwangerschaftswoche geht es um den Verdacht einer möglichen Lageanomalie und Herzfrequenz (Anzahl der Herzschläge).

Zu einer effektiven Schwangerschaftsvorsorge gehört meiner Meinung nach ein umfangreiches Blutlabor, wie es das HP-Labor durchführt. Wird durch diese große Blutanalyse ein Mangel an Magnesium festgestellt, sind ca. 300 Stoffwechselvorgänge gestört. Magnesium ist zur Energiebereitstellung unentbehrlich und wirkt auch den sogenannten Krampfschmerzen entgegen.

Liegt ein Zinkmangel vor, kann es zu verschiedenen Symptomen kommen. Ein Beispiel: Nach der Geburt ihres ersten Kindes wollte man bei einer Mutter eine Abstillung vornehmen, was sie abgelehnt hatte. Mit naturheilkundlicher Behandlung und homöopathischen, sowie biochemischen Mitteln gelang es mir schließlich, den Milchfluss in Gang zu bringen. Bei dieser Frau hatte man weder vor, noch während der Schwangerschaft einen Zinkspiegel durchgeführt. Das kleine Mädchen bekam im etwa 3. Lebensmonat einen furchtbaren Brechdurchfall. Der damalige Kinderarzt wusste sich nicht zu helfen und verordnete schwarzen Tee. Das Kind schrie und krümmte sich vor Schmerzen. Durch den Brechdurchfall befand sich das Kind in einer tödlichen Gefahr. Denn wenn nicht bald die richtige Therapie erfolgen würde, käme es zur Exsikkose (Austrocknung) mit Todesfolge.

Mir fiel auf, dass bei dem Kind eine krustös-bulböse Hauterscheinung auf bläulichem Untergrund um die Nase herum vorhanden war. Da war mir schlagartig klar, dass hier eine Acrodermatitis enteropathica (entzündliche Hauterscheinung infolge Darmerkrankung durch Zinkmangel) vorlag. Allein diese Erkenntnis rechtfertigte meine 5jährige Praxisvorbereitung (Studium). Das Kind hatte nun die Chance zu überleben. Die noch stillende Mutter bekam eine Zinkinjektion 10,0 in die Vene. Am Abend desselben Tages hörte der Brechdurchfall auf, das kleine Mädchen war gerettet.

Nach einer Serie von Zinkinjektionen wurde dann bei der Mutter des betroffenen Kindes das Blut auf Zink untersucht und dies befand sich trotz der laufenden Zinkinjektionen noch im unteren Bereich, was aussagt, wie groß der Zinkmangel im Körper der Kindesmutter schon zu Beginn der Schwangerschaft gewesen sein muss. In den Mutterschaftshilfe-Richtlinien der AOK konnte ich keinerlei Hinweis auf Zink- und Magnesiumuntersuchungen als Schwangerschaftsvorsorge feststellen. Auch der Calciumspiegel, der eine Affinität zu Schleimhautschwellungen und Allergien hat, wird nicht untersucht. Ich kann nur dringend empfehlen, bei jeder werdenden Mutter und auch bei ihrem Kind gleich nach der Geburt die anhängende komplette Blutuntersuchung durchführen zu lassen. Selbst auch dann, wenn die Krankenversicherung es nicht bezahlt. Um das vorzeitige Abstillen bei der bereits erwähnten Mutter erfolgreich zu verhindern, setzte ich meine spezielle Ganzheitstherapie ein. Zuzüglich der folgenden homöopathischen Präparate :

1. Agnus castus Injeel
2. Jaborandi Injeel
3. Galega officinalis Injeel
4. Asa foetida Injeel
5. Pulsatilla Injeel

Falls im Handel nicht mehr erhältlich, empfehle ich den Versuch, diese Präparate als Globuli oder Tabletten zu bekommen. Tabletten auf kleinem Löffel mit etwas Flüssigkeit auflösen.

Zu

1. = D 6 Globuli oder Tabletten.	Die genannteMittel werden entweder 3x5 Globuli oder 3 x 1 Tbl. aufgelöst, eingenommen.
2. = D 6 Globuli oder Tabletten	
3. = D 6 Globuli oder Tabletten	
4. = D 6 Globuli oder Tabletten	
5. = D 12 Globuli oder Tabletten	

Der Versuch mittels der Einnahme auch ohne Ganzheitsbehandlung sollte auf jeden Fall gemacht werden.

Analyseauftrag	Labor für klinische Chemie und Um-weltanalytik
Name: Laborbuch-Nr.: Datum:	Dr. Manfred Knorr, Bauhofring9 71732 Tamm Telefon 07141-2981794 und 1071-3537689 Telefax 07141-2981795
Erythrocyten	4 – 6 Mill.
Thrombocyten	150 – 350 Tsd.
Leukocyten	4 – 10 Tsd.
Hb	12 – 16 % Frauen 14 – 18 % Männer

Leukocytendiff. – Ausstrich in %:

Neutrophile	50 – 70
Sonstige	0
Lymphocyten	20 – 40
Monocyten	3 – 10
Basophile	1 – 2
Eosinophile	0 – 3
Cholesterin	170 – 200 mg/dl
HDL	ab 40 mg/dl
LDL	150 – 135 mg/dl
Triglyceride	74 – 175 mg/dl
Harnsäure	2,4 – 5,7 mg/dl Frauen 3,4 – 7,0 mg/dl Männer
Kalium	3,5 – 5,6 mmol/l
Zink	70,0 – 114 µg/dl Frauen µ 72,6 – 127 µg/dl Männer
Calcium	2,5 – 2,55 mmol/l
Magnesium	0,78 – 1,03 mmol/l
Hämatokrit	36 – 42 % Frauen 40 – 48 % Männer
Kreatinin	0,6 – 1,4 mg %
Eisen	60 – 120 mcg/dl

GOT	15 U/J Frauen
	18 U/J Männer
GPT	17 U/J Frauen
	22 U/J Männer
Kupfer	120 Y % (Blutserum)

Wir wissen, dass Nicotin aus dem Zigarettenrauch nicht nur während der Schwangerschaft hoch toxisch (giftig) auf das Neugeborene wirkt, sondern in die Muttermilch übergeht. In ca. fünf Zigaretten haben wir etwa 1 mg Nicotin. Bei normaler Inhalation gelangen ca. 70% in den Organismus. Wenn tiefe Inhalationszüge gemacht werden, so macht die Resorption etwa 95% aus. Handelt es sich bei einer Schwangeren um eine besonders labile bzw. willensschwache Frau, so kann es durch übermäßige Nikotinaufnahme zur akuten Vergiftung mit Nicotin kommen. Dies würde sich in Kreislaufproblemen, Atemlähmung und eventuell in Darmstörungen sowie Übelkeit zeigen. Die chronische Nikotinvergiftung kennen wir bereits aus der Schaufensterkrankheit (Raucherbein), Herzkranzgefäßveränderungen und Magen-Darm-Erkrankungen. Zur Nikotinentwöhnung gibt es heute in den Apotheken Kaugummis, Pflaster, und Raucherentwöhnungstropfen. Zur allgemeinen ärztlichen Therapie während der Entwicklungsphase des Kindes, sollte immer auch die schüsslersche Therapie integriert sein. Der Arzt Dr. Schüssler hat 1821 bis 1898 gelebt und seine phänomenale biochemische Zellfunktionstherapie entwickelt. Es sollte keinen Kinderarzt geben, der etwas auf sich hält und nicht die hochwirksame Schüsslertherapie in sein Programm integriert. Durch Zufall kam ich 1976 auf die Schüsslertherapie. Eine Frau überbrachte mir Grüße von meiner entfernt lebenden Schwester. Dies geschah kurz nachdem ich ein sog. „Mammaödem" am linken Arm bekommen hatte. Er war von oben bis unten auf seine dreifache Stärke angeschwollen. Ärzte rieten dringendst zur Amputation des Armes. Ein Arzt in Augsburg, den ich zuletzt konsultierte, sah mich mitleidig an und sagte, dass er gerade in Pension ginge. Dabei überreichte er mir die Bibel. Ich betrachtete dies als ein Zeichen von „oben", nach dem Motto „hilf dir selber, dann hilft dir der Allmächtige". Daraufhin begann ich mein Studium der Naturheilkunde in München. Die Bekannte meiner Schwester überreichte mir ein Biochemie-Lexikon von 1936. Darin befand sich ein Stempel mit Telefonnummer der Firma Kirchmann. Aus dem Biochemie-Lexikon entnahm ich den Hinweis auf die Einnahme von sieben verschiedenen Zellfunktionsmitteln für das akute Stadium. In diesem Lexikon war für den akuten Fall die Dosierung von 5 Minuten im Wechsel eine Tablette im Mund zergehen lassen, angegeben. Drei Tage und drei Nächte hielt ich mich an diese Dosierung. Von Schlaf konnte kaum die Rede sein! Nach dieser Aktion war der Arm abgeschwollen. Es sollte noch ca. 10 Jahre dauern, bis über das HP-Labor die tieferen Ursachen herausgefunden wurden. Der Arm ist nie wieder angeschwollen, auch die wahnsinnigen Knieschmerzen gehören der Vergangenheit an.

Das so hilfreiche Biochemie-Lexikon als Lehr- und Verordnungsbuch kann bezogen werden unter der

Tel.-Nr. 040-7966370, Bestellnr. 12.39.Ri, Fax 040-7965936, Bestellnr.:12.39.Ri, Postal unter Kirchmann-Verlag, Ehestorfer Heuweg 40, 21149 Hamburg, Bestellnr: 12.39.Ri.

Bei der Homöopathie nach Samuel Hahnemann 1755 bis 1843 wird ähnliches mit ähnlichen behandelt, „simila similibus curentur". Es wurden Heilmittel eingesetzt, die entsprechend potenziert sind. Niedrige Potenzen, z.B. D 4 bis D 6 bei akuten Erscheinungen. Dagegen höhere Potenzen zwischen D 12 bis D 1000 bei chronischen Erscheinungen, je nach Zeit bzw. Dauer. Die Arzneistoffe werden durch Verschüttelung in ihrer energetischen Umwandlung potenziert. Dies geschieht meist in der Dezimalpotenz (Zehnerpotenz). Eine D 1 hat das Potenzierungsverhältnis 1:10 (9 Anteile Wasser und ein Anteil Ursubstanz). Eine D 2 ist dann im Verhältnis 1:100. Die Dosis bestimmt die Wirkung der Heilmittel. Wenn die Tollkirsche beispielsweise dem Körper konzentriert zugeführt werden würde, dann käme es über das Brennen im Bauchraum zu den schlimmsten Erscheinungen mit der Gefahr der Todesfolge. In der richtigen homöopathischen Dosierung, würde das Brennen, aus welchen Ursachen auch immer entstanden, zum Verschwinden gebracht werden. Und nun zu den biochemischen Funktionsmitteln gemäss des Biochemielexikons nach Dr. Schüssler. Eiweiße, Fette und Kohlenhydrate sind organische Stoffe, ohne die eine Zelle nicht existieren kann. Ebenso verhält es sich aber auch mit den anorganischen Stoffen, die gleichermaßen für ein gutes Funktionieren der Zellen notwendig sind. Magnesium, Calcium, Kalium, Eisen, Natrium, meist in Chlor gebunden (NaCl), auch an Schwefelsäure, Flour oder Phosphorsäure. Die Kieselerde („Silicea") fungiert dagegen als einzelner Mineralstoff. Desweiteren benötigen wir noch die sogenannten Spurenelemente wie Mangan, Kupfer und Jod etc.

Virchow, Begründer der Zellularpathologie, prägte einmal den berühmten Satz: „Das Wesen der Krankheit ist die Krankhaft veränderte Zelle". Dies bestätigt wiederum meine Ansicht, dass jeder Behandler vor Beginn seiner Therapie seine Gedanken zur „Basis", beziehungsweise zur gestörten Funktion der Zelle hinwenden muss! Der Mensch besteht aus vielen billionen Zellen, wobei die Größe der einzelnen Zellen zwischen 1/5000 mm und 1/50 mm beträgt. Und doch laufen in jeder Zelle tausenderlei Stoffwechselvorgänge ab, welche zum Teil bis heute noch nicht eindeutig erforscht sind. Oft liegt ein Mangel an Stoffen in den Zellen vor, obwohl außerhalb der Zellen davon genügend in konzentrierter Form vorhanden ist. Die Zelle hungert im gewissen Sinne und es kommt somit zu vielerlei Störungen, die wir dann Krankheiten nennen. Um die Funktion der gestörten Zelle herzustellen, benötigen wir die schüßlerschen Zellfunktionsmittel. Diese sind aufgrund ihrer hohen Verdünnung, zwischen einer Million und einer Billion, in der Lage, in die erkrankte Zelle zu diffundieren (einzuschleusen). Die Zellmembran ist für diese hohen Verdünnungen permeabil (durchlässig). Die so in die Zelle aufgenommenen Funktionsmittel stellen die Ordnung in der Zelle her, sodass diese damit in die Lage versetzt wird, die konzentrierten Stoffe von außerhalb der Zelle aufnehmen zu können. Gerade der kindliche, sich entwickelnde Organismus benötigt diese Stoffe. Also ein schwerer medizinischer Fehler und Verlust dieser wirksamen Therapie für den, der nicht damit arbeitet. Dr. Schüssler hatte ursprünglich 11 Zellfunktionsmittel in sein System aufgenommen. Calcium Sulfuricum in der D 6 kam erst später hinzu, da viele Therapeuten die Heilwirksamkeit dieses Mineralstoffes rühmten. Normalerweise benötigen wir alle 12 biochemischen Zellfunktionsmittel. Bei gesundheitlichen Störungen macht sich der verstärkte Einsatz der infrage kommenden Zellfunktionsmittel erforderlich. Die Schüssler-Mittel sind nach Nummern geordnet.

Nr. 1.	Calcium fluoratum	D 12 (Gefäßmittel)
Nr. 2	Calcium phosphoricum	D 6 (Aufbaumittel)
Nr. 3	Ferrum phosphoricum	D 12 (Fiebermittel)
Nr. 4	Kalium chloratum	D 6 (Entzündungsmittel)
Nr. 5	Kalium phosphoricum	D 6 (Nervenmittel)
Nr. 6	Kalium sulfuricum	D6 (Stoffwechselmittel)
Nr. 7	Magnesium phosphoricum	D 6 (Blitzmittel)
Nr. 8	Natrium chloratum	D 6 (Blutmittel)
Nr. 9	Natrium phosphoricum	D6 (Neutralisationsmittel)
Nr. 10	Natrium sulfuricum	D 6 (Entschlackungsmittel)
Nr. 11	Silicea	D 12 (Hautmittel)
Nr. 12	Calcium sulfuricum	D 6 (Schleimhautmittel)

Das Blut und die Zwischenzellflüssigkeit benötigen ebenso wie die Zellen die entsprechenden biochemischen Heilmittel. Wer nun im Besitz des Biochemielexikons nach Dr. Schüssler ist, kann sofort und ohne zu schaden die erforderlichen Zellfunktionsmittel einsetzen. Dabei ist es wichtig, über den Kinderarzt die richtige Diagnose stellen zu lassen. Die biochemischen Funktionsmittel haben alle ihre eigene Wirkungsweise. Calcium erzeugt Symphaticus-Wirkung. Dagegen erzeugt Kalium diastolischen Vagus-Effekt. Calcium flouratum D 12 ist Flussspat und in der Natur am häufigsten vorkommend. Es wirkt sehr langsam und ist speziell für chronische Störungen längere Zeit anzuwenden. Im Körper ist Fluor Calcium besonders in der Oberfläche der Zähne, in den Knochen, in den Oberhautzellen und in allen elastischen Fasern enthalten. Vorhanden ist Calcium fluoratum auch in den Organen wie Leber, Lunge, Nieren, Herz, Gehirn und Augenlinse. Calcium fluoratum fördert beim Säugling und Kleinkind den Zahndurchbruch. Wenn die Fontanelle (Hinterhauptlücke) beim Säugling zu lange offen bleibt, die Knochen anschwellen, eitern oder sich entzünden, Bandscheibenschäden auftreten, wird Calcium fluoratum benötigt. In der Schwangerschaft sollten Calcium fluoratum D 12 und Calcium phosphoricum laufend im Wechsel genommen werden.

Calcium Fluoratum wirkt auch gegen den Elastizitätsverlust der Gefäßwandungen, der Oberhautzellen der Aufhängebänder der inneren Organe. Die Calcium Fluoratum Creme wirkt auch bei Einrissen an Körperöffnungen sowie Handflächen.

Nr. 2 Calcium Phosphoricum D6 (Phosphor saurer Kalk) findet sich in allen Zähnen und Knochen, in den Schleimhäuten, Zellen und im Zellkern. Säuglinge und Kleinkinder sollten regelmäßig Calcium fluoratum D 12 und Calcium phosphoricum D 6 einnehmen. Wenn die Zellen nicht in der Lage sind den in der Nahrung enthaltenen Kalk aufzunehmen, so wird dieser mit dem Harn oder Stuhl ausgeschieden. Es kommt immer darauf an, ob die Zellen ihre ordnungsgemäße Funktion haben oder nicht. Um diese Funktionsfähigkeit zu fördern kann es nicht schaden so oft wie möglich die infrage kommenden Zellfunktionsmittel dem Organismus zuzuführen. Calcium phosphoricum D 6 ist auch ein Blutregenerationsmittel ebenso für die Nerven bei großer Erregbarkeit. Wenn Schulkinder öfters Nasenbluten haben, so fehlt es meist an Calcium phosphoricum D 6.

Nr. 3 Ferrum phosphoricum D 12 (Phosphorsaures Eisen) wirkt als Sauerstoffträger und ist im Hämoglobin (Blutfarbstoff) enthalten. Wir finden Ferrum phosphoricum in inneren Organen, wie Leber, Gehirn, Bauchspeicheldrüse, Schilddrüse und Darmzotten. Es wirkt bei Durchfall ebenso wie bei Verstopfung.
Bei Fieber schon am Anfang alle 10 Minuten Ferrum phosphoricum gelutscht und bei steigendem Fieber Kalium phosphoricum dazugenommen, kann schlimme Auswirkungen verhindern.
Bei Grippe-Epedemien ist es sinnvoll, Ferrum phosphoricum D 12 einzunehmen. Eine rote Zunge bei Erkrankungen aller Art weist als erste Entzündungsstufe auf Ferrum phosphoricum hin. Nach Dr. Schüssler kann man Ferrum phosphoricum D 12 als Aktivmittel des Blutkreisaufes sehen. Schmerzen, die mit Rötung, Schwellung und Hitze einhergehen sowie durch Kühlung gebessert werden, verlangen nach Ferrum phosphoricum D 12. Bei Kinderkrankheiten wie Masern, Scharlach etc. sollte zusätzlich zur ärztlichen Therapie auch immer an Ferrum phosphoricum gedacht werden.

Nr. 4 Kalium chloratum D6 (Chlorkalium)
In Gehrinzellen, Nerven und Muskelzellen, sowie roten Blutkörperchen findet sich Kalium chloratum.
Kalium chloratum katalysiert (reguliert) den Kalkstoffwechsel im Organismus und steht in enger Beziehung zum Faserstoff. Es ist das Mittel der 2. Entzündungsstufe. Ein weißer Zungenbelag deutet auf Kalium chloratum hin.
Schleimhauterscheinungen, Schleimbeutelentzündungen, Katarrhe,

Hautausschläge, die eine mehlartige Eintrocknung haben, sind ebenso ein Zeichen für einen Mangel an Kalium chloratum . Auch wenn bei Blutungen das Blut schwärzlich und zähflüssig ist, bedarf es an Kalium chloratum.

Nr. 5 Kalium phosphoricum (Phosphorsaures Kalium)

Nach Dr. Schüssler das wichtigste Gehirn- und Nervenmittel. Ebenso ist es für Muskeln, rote Blutkörperchen und Blutflüssigkeit von großer Bedeutung. Als Nervenmittel ist es besonders bei allen Nervenstörungen, wie allgemeine Nervenschwäche, Platzangst, Weinerlichkeit, nervöser Kopfschmerz, Gedächtnisschwäche, nervöse Sehschwäche, etc. mit zu beachten.

Wenn Lähmungen verschiedener Genese (Ursache), z.B. Facialislähmung (Gesichtsmuskellähmung), Schließmuskellähmung von After und Blase, Schielen nach Diphtherie, auftreten, hilft Kalium phosphoricum mit, zusätzlich zur allgemeinen ärztlichen Therapie, Schlimmeres zu verhüten, ebenso bei allen Infektionskrankheiten.

Bei Fieber **bis** 39°C empfiehlt Dr. Schüssler Ferrum phosphoricum D12 (speziell bei roter Zunge). Liegt ein weißer Zungenbelag vor, so macht sich nach Dr. Schüssler Kalium chloratum erforderlich.

Ab 39 °C wäre ein Wadenwickel (senkt das Fieber in der Regel um 1 °C) anzuraten, sowie die Einnahme von Kalium phosphoricum D6. Wie bekannt, gibt man im akuten Zustand alle 5 min 1 Tablette, evtl. für Kinder zu Pulver zerdrückt, in die Wange eingestrichen (kein Metalllöffel verwenden).

Neben Natrium sulfuricum D6 ist Kalium phosphoricum D6 das Entgiftungsmittel der Biochemie.

Nr. 6 Kalium sulfuricum D 6 (Schwefelsaures Kalium). Als Sauerstoffüberträger wirkt es wie Ferrum phosphoricum. Es ist das Mittel der 3. Entzündungsstufe, worauf ein grau-gelblicher Zungenbelag hinweist; ebenso auf ein chronisches Geschehen. Kalium sulf. kommt speziell in der Oberhaut und in der oberen Schicht der Schleimhäute vor. Schleimhautaffektionen (Erkrankungen), gelb-schleimige, manchmal ins grünliche gehende Absonderungen, Mattigkeit in den Gliedern und nächtliches Herzklopfen, Verschlimmerung der Beschwerden gegen Abend, sowie in geschlossenen Räumen. Die Beschwerden bessern sich oft in kühler Luft im Freien.

Nr. 7 Magnesium phosphoricum D 6 (Phosphorsaures Magnesium). Es befindet sich hauptsächlich in Herz, Leber, Lunge, Milz, Darm, Nieren, Schilddrüse und Bauchspeicheldrüse. Es ist vor allem im Gehirn, Rückenmark, den Nerven- und Muskelzellen vorhanden, wenn der Mensch gesund ist. Treten Krampfschmerzen auf, so wirkt dies oft innerhalb kürzester Zeit: 5-10 Tabletten in ca. 4 cl. heissem Wasser auflösen und löffelweise einnehmen. Hier handelt es sich um das sog. „Blitzmittel der Biochemie". Der Energiestoffwechsel ist ebenfalls unerlässlich. Ein wichtiger Hinweis auf Magn. phos. ist die Besserung von Beschwerden bei Wärmeanwendung (Auflegen heisser Tücher, etc.), dagegen tritt Verschlimmerung durch Kälte und Berührungen ein.

Nr. 8 Natrium chloratum D 6 (Chloratum)
Wir finden es in allen Geweben und Körperflüssigkeiten. Blutarmut, aufgedunsenes Gesicht sowie Gliedmaßen, kalte Hände und Füsse sowie Nasenspitze sind weitere Hinweise auf Nat chlor im Wechsel mit Natrium sulfuricum und Calcium phosphoricum. Verschlimmerung bei feuchtem, nebligem Wetter. Bei Mangel an diesem Elektrolyt kommt es oft zu Kribbeln und Taubheitsgefühl an Händen und Füssen. Weitere Hinweise sind der Kochsalzhunger und das Verlangen nach scharf gewürzten Speisen. Die Absonderungen, sind oft von ätzender Schärfe. Natrium chloratum zieht das Wasser in die Zellen, damit sie sich teilen können.

Nr. 9 Natrium phosphoricum D 6 (Phosphorsaures Natrium)
Dieses Zellfunktionsmittel befindet sich fast im ganzen Körper. Insbesondere in den Gehirnzellen und im Blut. Nach Schüssler hält es die Harnsäure in Lösung, um nach und nach ausgeschieden werden zu können. Übersäuerungserscheinungen, wie z.b. saures Erbrechen der Kleinkinder, schlecht heilende Wunden, saures Aufstoßen, sind ein Hinweis auf Natrium phosphoricum. Ebenso Absonderungen, die honiggelb und rahmartig aussehen.

Nr. 10 Natrium sulfuricum D 6 (Schwefelsaures Natrium)
Natrium sulfuricum zieht das Wasser an, um auf den natürlichen Ausscheidungswegen die Gifte aus dem Körper zu schaffen. Bei Erkrankungen der Ausscheidungsorgane von Nieren, Leber-Galle und Darm wird auch immer Natrium sulfuricum D 6 zur allgemeinen Therapie benötigt. Die Absonderungen sehen meist grünlich-gelb aus. Beim Erbrechen ist meist ein bitterer Geschmack charakteristisch. Leiden, die sich bei feuchtem, nebligem Wetter verschlimmern deuten auf Natrium sulfuricum D 6 hin.

Nr. 11 Silicea D 12 (Kieselsäure)
Im menschlichen Körper ist in allen Geweben und Zellen die Kieselsäure vergesellschaftet. Während Calcium Flouratum D 12 auf die elastischen Fasern wirkt, nimmt die Kieselsäure auf das Bindegewebe Einfluss. Kieselsäure löst die Harnsäurekristalle auf, Natrium phosphoricum hält sie in Lösung und Natrium sulfuricum sorgt für die Ausscheidung derselben. Dr. Schüssler empfiehlt Silicea auch bei Drüsenerkrankungen, Eiterungen, Nagelerkrankungen, Haarausfall und zur Schweißregulierung. Zusätzliche Hilfe auch bei Entzündung der Knochenhaut, der Drüsen, Hüftgelenke sowie Nahrungsverwertungsstörungen über ungenügende Resorbtion. Die Kinder gedeihen nicht, trotz genügender Nahrungszufuhr, sind weinerlich und neigen zu Erkältungen.

Nr. 12 Calcium sulfuricum D 6 (Schwefelsaures Calcium)
Man hat erkannt, dass Calcium sulfuricum in Leber, Galle und Muskeln und auch auf die Schleimhäute einen Wirkung ausübt. Abszesse und Eiterungsprozesse, die einen Abfluss haben, weisen auf Calcium sulfuricum hin. Ebenso Schleimhautkatharre mit Sekret. Die Schüsslermittel zielen nicht nur auf die Krankheitszustände sondern hauptsächlich auf die Krankheitsursachen ab. Die Dosierung richtet sich nach dem Krankheitszustand. Liegt ein akutes Geschehen vor, so gibt man alle 5 Minuten eine Tablette, eventuell im Wechsel mit den infrage kommenden Mitteln. Im chronischen Fall täglich 5-6 mal 2 Tabletten aufgelöst, auch in die Flasche.

Zum Abschluss der Darlegung der „Schüsslermittel" noch ein kleines „Bonbon" für die etwas astrologisch interessierten Leser.
In den 60ger Jahren hat man in Amerika, soweit mir bekannt ist, eine Statistik erstellt. Demnach wurde festgestellt, dass die Menschen von ihren Sternzeichen für bestimmte Krankheiten besonders anfällig sein sollen. Daraufhin wurde jedem Sternzeichen sein wichtigstes Zellfunktionsmittel zugeordnet. Wir benötigen alle 12 Zellfunktionsmittel jedoch das Hauptmittel und sein polares Gegenüber besonders. Die Anfälligkeiten ergaben sich wohl aus dem Mangel an dem Biomineral, welcher der Betreffende besonders notwendig hat. Das ganze zusammen wird als astrobiochemischer Anfälligkeitsbereich bezeichnet. Den 12 Sternzeichen zufolge benötigt der Krebs speziell das Calcium fluoratum D 12 (Nr. 1) und von seinem polarem Gegenüber, dem Steinbock, dessen Calcium phosporicum D 6. Von den Edelsteinen als Glücksbringer sind der Smaragd, der Mondstein, der Skarabäus und die Perle angezeigt. Die Farbe Weiß und deren davon ausgehende Schwingungen ist dem Krebs zugeordnet.
Dem Steinbock ist das Zellfunktionsmittel Calcium phosphoricum D 6 zugeordnet. Vom polaren Gegenüber, dem Sternzeichen Krebs, benötigt der Steinbock das Mittel Calcium fluoratum D 12. Von den

Edelsteinen als Glücksbringer werden der Onyx, Chrysopas und der Rubin genannt. Die Hauptfarbe des Steinbock-Geborenen ist die braune Farbe. Schimmert diese Farbe etwas nach Rot oder Gold, so vermittelt dieses Rot dem Steinbock-Geborenen das Gefühl der Würde.

Der Wassermann-Geborene ist für das Natrium chloratum D 6 prädestiniert. Das Zellfunktionsmittel des polaren Gegenüber, dem Löwen, ist Magnesium phosphoricum D 6.

Edelsteine als Glücksbringer des Wassermann-Geborenen sind der Amethyst, Granat und der Zirkon. Von den Farben zieht der Wassermann Indigo vor, welcher von der Blautönung nach hinüber Violett schimmert.

Der Fisch-Geborene benötigt besonders das Ferrum phosphoricum D 12. Sein polares Gegenüber ist die Jungfrau. Ihr Zellfunktionsmittel ist das Kalium sulfuricum D 6. Günstig auf die Psyche des Fisch-Geborenen soll das Grau Einfluss nehmen. Das Grau der inneren Einsamkeit versucht der Fisch-Geborene ein Leben lang los zu werden, auch wenn er nicht darüber spricht. Die Koralle als Naturerzeugnis soll dem Fisch Hilfe in Not und Schutz gegen Anfeindungen bringen.

Der Widder-Geborene benötigt ganz besonder das Nervenmittel der Biochemie, Kalium phosphoricum D 6. Von seinem polaren Gegenüber, der Waage, ist ihr Zellfunktionsmittel Natrium phosphoricum in der D 6 zu beachten. Die Farbschwingungen der Farbe Rot verleiten den Widder-Geborenen zu Mut und Verwegenheit in seinem Verhalten. Als Glücksbringer sind der Jaspis Heliotrop (Blutstein) und der Diamant zu beachten.

Der im Sternzeichen Stier Geborene benötigt das Zellfunktionsmittel Natrium sulfuricum D 6. Glückssteine des Stier-Geborenen sind der Saphir und Karneol. Sie gelten als seine Schutzsteine. Des weiteren sind ihm der blaue Ceylon-Saphir, aber auch der Türkis zugeordnet. Betreffs der Farbschwingungen hat es die grüne Farbe dem Stier besonders angetan.

Der im Sternzeichen der Zwillinge Geborene hat als sein astrobiochemisches Mittel das Kalium chloratum D 6. Sein polares Gegenüber ist der Schütze mit seinem Silicea D 12. Glückssteine der Zwillinge sind der Goldberyll, Chalzedon, Chrysopas und Achat. Die Farbe des Zwillings ist Gelb. Gelb kann die Farbe der Weisheit, aber auch der Anmaßung sein. Es regt an und macht fröhlich.

Der im Sternzeichen Löwe Geborene hat als sein Hauptzellfunktionsmittel das Magnesium phosphoricum D 6, polares Gegenüber ist der Wassermann mit seinem Natrium chloratum D 6. Als Edelstein ist ihm der Rubin mit seinen magnetischen Kräften zugesprochen. Er soll sich verdunkeln, wenn dem Besitzer Gefahr droht. Aber auch der Bernstein soll dem Löwen Glück bringen. Orange ist die Farbe des Löwen, zuviel Orange jedoch „geht ihm auf die Nerven".

Im Sternzeichen Jungfrau Geborenen ist das Kalium sufuricum D 6 zugeordnet. Der im Sternzeichen Fisch Geborene mit seinem Ferrum phosphoricum D 12 als polares Gegenüber sollte Beachtung finden. Der Glückstein der Jungfrau ist der Topas, ebenso der Jaspis und Carneol. Von den Farben lieben Jungfrauen besonders blaue Farbschattierungen.

Waage-Geborene haben das Zellfunktionsmittel Natrium phosphoricum D 6 und vom polaren Gegenüber, dem Widder-Geborenen, benötigen sie Kalium phosphoricum D 6. Als Glückssteine sind der Aquamarin sowie der Opal, Lapislazuli und die Koralle beachtenswert. Zur Waage passt am besten Rosa, die Farbe der Harmonie.

Dem Skorpion ist das Calcium phosphoricum D 6 zugeordnet. Der Stier, sein polares Gegenüber, hat als Zellfunktionsmittel Natrium sulfuricum. Der Granat ist der Glückstein des Skorpions, ebenso wie der Aquamarin und Beryll. Ihm sagt man auch nach, dass er schwarz liebe, da schwarz seine geheimnisvolle Art unterstreicht. Wenn er aber schwarz mit rosa oder rot absetzt, so mildert er die Schwere des farblosen Schwarzen.

Der Schütze braucht sein Silicea D 12 (Kieselsäure) und vom polaren Gegenüber, dem Zwilling, dessen Kalium chloratum D 6. Der Glücksstein des Schützen ist der Türkis. Er soll die Eigenschaft haben seine blaue Farbe ins stumpfe Grün zu wechseln, wenn dem Träger Gefahr oder eine schwere Erkrankung droht. Man hat dem Schützen die Farbe Purpur als Symbol der Gerechtigkeit zugeordnet.

Notfallmaßnahmen und Reanimation

Noch ein wichtiger Hinweis zum Schutz ihres Kindes. Vermeiden Sie den Kontakt mit Kindern oder Erwachsenen die Schnupfen, Husten oder Fieber haben. Wenn selbst davon betroffen, verwende man einen Mundschutz und achte auf Handwäsche vor jedem Kontakt mit dem Säugling bzw. Kleinkind. Statt im Supermarkt oder in Krabbelstuben das Kind Infektionsgefahren auszusetzen, ist es besser, vor allem bei schönem Wetter, mit dem Kind an die Luft zu gehen. Der Notfall erfordert ein schnelles Handeln, da ein Säugling oder Kleinkind wenig Sauerstoffreserven hat. [7,1,6] Schober empfiehlt sich in der Reanimation zu trainieren und im Ernstfall das Gelernte entsprechend anzuwenden. Dies betrifft nicht nur die Eltern, sondern auch Verwandte, welche Kinder betreuen. Durch Auffrischungskurse Kenntnisse über Wiederbelebung zu vertiefen, lohnt sich auf alle Fälle. Die Johanniter-Unfall-Hilfe bietet immer wieder das Seminar „Erste Hilfe am Kind" an (Bundesgeschäftsstelle Lützowstrasse 94 in 10785 Berlin). Die wichtigsten Transportsysteme für die Sauerstoffversorgung sind der Kreislauf und natürlich die Atmung. Dabei ist die Pumpleistung des Herzens von besonderer Wichtigkeit. Die sofortige Reanimation ist deswegen vorrangig, weil vom Beginn der gestörten Sauerstoffzufuhr bis zur akuten Lebensgefahr oft nur einige Minuten vergehen. Je früher aber der Not- oder Kinderarzt alarmiert wird, umso günstiger ist es für das betroffene Kind. Ist eine zweite Person anwesend, so sollte diese sofort entsprechend handeln. Wenn das Kind bereits einige Zeit bewusstlos ist, so muss damit gerechnet werden, dass wichtige Schutzreflexe ausgefallen sind. Ebenso ist der

Spannungszustand der Zungenmuskulatur meist vermindert, was die Zunge in den Rachenraum zurückgleiten lässt. Die Atemwege werden auf diese Weise verlegt und es gelangt keine Luft mehr in die Lunge. Ebenso kann durch Ausfall des Hustenreflexes Erbrochenes in die Luftröhre gelangen, darauf ist besondere Aufmerksamkeit zu richten. Die Beatmung und Herzmassage ist mit geringem Kraftaufwand beim Säugling oder Kleinkind durchzuführen. Die Bewusstlosigkeit des Kindes kann überprüft werden, wenn auf laute Geräusche (z.B. Händeklatschen) und Schmerzreize (z.B. „Armkneifen") keine Reaktion erfolgt. An der Innenseite des Oberarmes kann man den Puls ertasten. Über der linken Brustwarze stellt man fest, ob das Herz noch arbeitet. Sind die Atemwege verlegt, so ist es wichtig, den Kopf des Kindes nicht anzuheben, sondern vorsichtig nach hinten zu überstrecken. Dabei legt man ein zusammengefaltetes Handtuch unter die Schulter. Zieht man vorsichtig bei dem bewusstlosen Kind, welches noch atmet, den Unterkiefer vor, wird die Atmung dadurch begünstigt.

Befindet sich ein Fremdkörper in der Mundhöhle, so kann man diesen mit einem Finger entfernen. Befindet sich ein Fremdkörper etwas tiefer, so lege man das Kind mit dem Gesicht nach unten auf den Unterarm. Die Hand soll das Gesicht stützen, wobei Brustkorb und Bauch auf dem Unterarm liegen. In dieser Lage schlägt man leicht bzw. dosiert viermal mit der flachen Hand zwischen die Schulterblätter. Damit versucht man den Fremdkörper herauszubefördern. Gegenstände die ein Kind verschlucken kann, dürfen nicht in die Nähe des Kindes gelangen, damit es gar nicht erst so weit kommen kann.

Ebenso achte man auf Nahrungsmittel, die in die Luftröhre gelangen könnten. Beim Beatmen des Kindes achte man auf kleine Luftvolumen. Der Brustkorb des Kindes soll sich leicht heben. Dabei beatmet man durch Mund und Nase gleichzeitig. Ein zu kräftiger Atemstoß kann die Lungen verletzen und den Magen zu stark aufblähen, denn dadurch kann wiederum die Atmung selber beeinträchtigt werden. Geschieht dies trotzdem, so lege man das Kind auf die rechte Seite und drücke leicht auf den Oberbauch, damit die Luft, ohne Nebenwirkungen zu verursachen, wieder austreten kann. Beim Herz-Kreislauf-Stillstand tritt zuerst Pulslosigkeit ein, dann Bewusstlosigkeit und Atemstillstand. Die Pupillen werden reaktionslos und die Haut wird fahl bis aschgrau. Die Herzdruckmassage bei Säuglingen und Kleinkindern wird mit Mittel- und Zeigefinger der linken Hand durchgeführt. Mit der rechten Hand fixiert man den Kopf. Nach fünf Herzdruckmassagen erfolgt ein leichter Atemstoß. Der Druckpunkt für die Herzmassage befindet sich in der Mitte des Brustbeins, einen Querfinger unter der Verbindungslinie zwischen den Brustwarzen des Kindes. Eine Abweichung von dem beschriebenen Druckpunkt kann Leber oder Milz gefährden! Die Drucktiefe beim Säugling oder Kleinkind beträgt ca. 1,5 bis 2 cm. Wenn die Atmung, das Bewusstsein und der Kreislauf wieder einsetzen, kann mit dem Reanimationsmaßnahmen aufgehört werden. Bis zum Eintreffen des Arztes soll der Helfer bei dem Kind bleiben. Ebenso, wenn die Reanimation keinen Erfolg gezeigt hat.

Beim Auffinden des leblosen Kindes als erste Maßnahme das Kind schütteln, Hilferufe tätigen und vor allem bei dem Kind bleiben. Auf jeden Fall sich vergewissern, ob noch Atmung vorhanden ist. Wenn die Hilfsperson mit dem Kind allein ist, so müssen zuerst ca. 100 Herzmassagen und ca. 20 Beatmungen wie oben beschrieben durchgeführt werden, um dann das Kind kurz zu verlassen, damit Hilfe herbeigerufen werden kann. Notfalltropfen wie z.B. Antihistamin und Herzkreislauftropfen besorge man sich prophylaktisch vom Kinderarzt.

Spenglersan-Kolloide in ihrer Wirksamkeit

Die Wirkung der Spenglersane hat sich in meiner Tätigkeit seit dem Jahre 1981 als Heilpraktiker immer wieder bestätigt. Die Firma Meckel-Spenglersan GmbH (Steinweg 13 in 77815 Bühl-Baden, Tel. 07223-30671) hat ein umfangreiches Wissen aufgrund von wissenschaftlichen Studien, Berichten und Vorträgen aus Spenglersan-Ärztetagungen erworben. Die Dosierung in der Anwendung der Spenglersane bei Säuglingen und Kleinkindern ist gut durchführbar. Die Tropfen werden in die Bauchhaut mit dem Unterärmchen des Säuglings oder Kleinkindes ein Tropfen täglich und pro Lebensjahr eingerieben. Durch die Spenglersantherapie sind wir in die Lage versetzt, Focaltoxinen (Herdbelastungen) zu erkennen. Die gebräuchlichsten Spenglersane sind A-K-Om-R und T. Zur Therapie der Säuglinge und Kleinkinder bei Erkältungserkrankungen ist Spenglersankolloid –G- das Mittel der Wahl. Hier beträgt die Dosierung täglich 3 mal 1 Tropfen. Im Allgemeinen kann gesagt werden, dass Mittels der Spenglersantherapie eine Kräftigung der Konstitution, der Abwehr und die Beseitigung bereits im Organismus aufgetretener Disregulationen bzw. Veränderung der Körperfunktionen bewirkt werden kann. Im Dr. Scheller-Test (Krebsfrüherkennung mittels Vitalblutuntersuchung) werden Blutparasiten sichtbar, welche als Einschlüsse innerhalb der Erythrozyten die normale Sauerstoffaufnahme verhindern. In diesem Fall ist das Spenglersan K das Mittel der Wahl. Eine mangelhafte Sauerstoffversorgung im Blut, zieht automatisch einen insgesamt gestörten Zellstoffwechsel nach sich. Spenglersan „K" als blutreinigendes Mittel entlastet den Körper von verschiedenen Toxinen, damit er sich der Abwehr von Infekten zuwenden kann. Spenglersan K ist auch indiziert bei kolikartigen Schmerzen neben Magnesium phosphoricum D 6. Ebenso venöse Kreislaufstörungen, Lebererkrankungen, Thrombosen, Darminfektionen und zusammen mit Spenglersan G auch bei Asthmabronchiale.

Spenglersan „Om" wird in der Regel bei präkanzerösen und allgemeinem Krebsgeschehen eingesetzt. Spenglersan „R" ist bei rheumaähnlichen Beschwerden und Störungen im Harnsäurestoffwechsel zu empfehlen. Spenglersan „T" ist angezeigt bei allen chronischen Erkrankungen, die therapieresistent sind und als Ursache oft ein tuberkulös-toxisches Geschehen zugrunde liegt. Kolloid „T" ist auch bei Augen, Ohren, Blutkrankheiten, Appetitlosigkeit, chronische Schmerzen, Anfallskrankheiten, Adipositas und Hautkrankheiten angebracht. Bei vielen Krankheiten liegt eine tuberkulöse Grundlage vor, ohne dass Tuberkelbazillen außerhalb des Lymphsystems nachgewiesen werden können. Dessen Toxine jedoch können eine Vielzahl von Krankheiten auslösen. Man kann die davon ausgehenden Erkrankungen auch als „maskierte Tuberkulose" bezeichnen. Schon vor vielen Jahren erkannte ich, dass Rheuma eine maskierte Präkanzerose und Tuberkulose aufgrund der übermäßigen von dort ausgehenden Intoxikation darstellt. Darunter fallen auch viele allergische Erkrankungen. Die meisten Menschen machen im Kindesalter eine unterschwellige Tuberkulose durch. Bei Säuglingen und Kleinkindern macht sich dies oftmals durch übermäßiges Schreien und Husten bemerkbar.

Spengersan „G" hat ebenfalls eine große Indikationsbreite. Es wirkt antiphlogistisch (entzündungswidrig) und ist deshalb bei allen akuten Infektionen angebracht. Des weiteren bei Zahnschmerzen in überkronten Zähnen (Hinweis für Erwachsene). Oft reichen fünf Tropfen Spenglersan „G" in den Mund geträufelt. Insektenstiche mit Spenglersan „G" beträufelt lindert den Juckreiz und die meist damit verbundene Schwellung. Nach Verletzungen ein mit Spenglersan „G" getränkten Mull auf die Wunde beschleunigt dessen Abheilung. Trotzdem sollte man bei verschmutzter Wunde an die notwendige Tetanusinjektion denken.

Wenn Veränderungen der Lymphe und des Blutes vorliegen, haben nicht selten die Ursachen viel Gemeinsamkeit. Jede Heilung setzt am Ganzen bzw. an der Behandlung der Ursache an. Jeder Mensch verfügt über Selbstheilungskräfte, die aus Unordnug im Körper die Ordnung herzustellen vermögen. Die Naturheilkunde bedient sich dieser Kräfte und versucht sie zu lenken. Gravierende Erfolge beweisen immer wieder die Wirksamkeit der naturheilkundlichen Einflussnahmen.

Um eine Bestätigung zu haben, welches Spenglersan-Kolloid besonders geeignet ist, kann ein Test durchgeführt werden. Wir unterscheiden zwei Testmöglichkeiten. Zum einen aus dem Ohrläppchen mittels arteriellem Blut und zum anderen aus dem venösen Blut. Man gibt 1 Tropfen des Spenglersan-Kolloid auf einen Objektträger. Darauf dann 1 Tropfen Blut aus dem Ohrläppchen. Im Mikroskop kann man sehen, ob eine Agglutination (Verklumpung) stattfindet. Wenn dies der Fall ist, weiß man, dass dieses Spenglersan-Kolloid benötigt wird. Die Agglutination ist die Folge einer Antigen-Antikörperreaktion. Für den Test aus dem venösen Blut wird der Spenglersan-Kolloid-Testsatz, die Spezial-Testfolien, Rührstäbchen und das venöse Blut des Patienten benötigt. Am einfachsten in der Gesamtduchführung geht es mit dem Labor-Test-Tisch von der Fa. Meckel-Spenglersan GmbH, Steinweg 13, 77815 Bühl (Baden), Tel. 07223-30671. Man gibt 1 Tropfen des Spenglersan-Kolloid aus den Testflaschen auf die entsprechenden Felder. Nachdem auf den Testfeldern je 1 Tropfen aufgetropft ist, wird dem Patienten ca. 2,0ml Venenblut abgenommen. Nun wird in jedes Testfeld neben dem Spenglersantropfen 1 Tropfen Blut deponiert. Blut und Spenglersan wird mit dem Rührstäbchen vermischt und dann auf die Größe des Testfeldes verteilt. Für jedes Testfeld ein neues Teststäbchen verwenden, so die Anleitung der Fa. Meckel-Spenglersan GmbH. Innerhalb von 5 Minuten beginnt man mit der Auswertung. Die Agglutination bedeutet, dass das Ergebnis positiv ist und das richtige Spenglersan-Kolloid für den Patient gefunden wurde. Wenn der Patient unter einer Immunsupressiven (Unterdrückung der Immunantwort) Therapie steht, oder sonstige Fehler bei der Durchführung gemacht werden, so kann das Ergebnis negativ sein. Dem interessierten Therapeut empfehle ich zum besseren Verständnis die Blut-Testbroschüre der Fa. Meckel-Spenglersan GmbH. Bei Erkrankung der Organsysteme sollten die entsprechenden Spenglersan-Kolloide im Test zur Anwendung kommen, z.B. die Sp-Kolloide K und R wenn die Leber betroffen ist. Die Sp-Kolloide A, G, K bei Nierenstörungen. Im Bauchbereich die Sp-Kolloide E, G, K, T. Sind die Nerven betroffen, verwendet man die Sp-Kolloide A, E, G, K. Bei der Lungenerkrankung kommen die Sp-Kolloide G, K, T in Frage. Handelt es sich um Herzstörungen, teste man die Sp-Kolloide A und K. Vor dem Test empfiehlt es sich die Testfläschchen alphabetisch zu ordnen.

Begleitend zur ärztlichen Therapie noch einige Erkrankungen, die mit Spenglersan-Kolloide angegangen werden können.

Neigt ein Kind zu Appetitlosigkeit und erscheint abgemagert, so kommt nach den homöopathischen Richtlinien Abrotanum D4 und Jalapa in Frage. Als Globuli gibt man 3×2 bis 5 Kügelchen.

Spenglersan-Kolloid T I Tropfen und bei Kleinkindern 3-5 Tropfen. Ebenso ist die Anordnung von Spenglersan-Kolloiden A, K, Om und R.

Bindehautentzündung weist auf die Anwendung von Spenglersan-Kolloide K und T im täglichen Wechsel hin.

Bei Blasenentzündung, sowie Harnwegsinfekte Spenglersan-Kolloid G.

Grundsätzlich Baumwollwindeln oder Baumwollunterwäsche verwenden.

Bei Bauchschmerzen und Blähungen Fenchel-bzw. Kamillentee und Spenglersan-Kolloid G.

Hauterkrankungen kommen in der Regel von innen. Die Darmflora ist meist durch Mykosen (Pilze) belastet. Dies führt meist zu Milchunverträglichkeit. Viel Gemüse macht das versäuerte Milieu basisch. Täglich 2-5 Tropfen Spenglersan-Kolloid T in die Ellenbeuge oder um den Bauchnabel einreiben.

Vorsicht mit Cortison, denn es kann zu Asthma und anderen Erkrankungen führen. Salben mit z.B. Dulcamara wirken ähnlich wie Cortison, aber ohne Schädigungen.

Erkältungen und Fieber sollten nicht durch Chemotherapuetika unterdrückt werden.

Fieber wird in der Regel durch kühle Wadenwickel um ca. 1°C gesenkt. Bis 39°C alle 10 Minuten Ferrum phosphoricum D12 Tabletten. Ab 39 °C Kalium phosphoricum D6. Wegen möglicher Entwicklungsgefahren und der auftretenden Benommenheit bei hohem Fieber zusätzlich zur ärztlichen Therapie. Sofort bei Auftreten der Symptome Spenglersan-Kolloid G in die Armbeuge, bzw. Bauch einreiben. Je 3 Tropfen Spenglersan-Kolloid G vom Handrücken in jedes Nasenloch hochziehen lassen. Spenglersan-Kolloid G kommt auch bei Halsschmerzen zur Anwendung als Halswickel mit 20 Tropfen ins feuchte Tuch.

Husten reagiert gut auf warme Milch mit Fenchelhonig. Dazu Hustentropfen homöopathische, Brustwickel mit Spenglersan-Kolloid G.

Wenn Kopfschmerzen auftreten, helfen oft kühle Umschläge, dazu Pfefferminzöl auf Stirn und Nacken einreiben. Spenglersan-Kolloid T reibt man an den Schläfen ein. Magnesium phosphoricum D6 jede Stunde 2 Tabletten zerdrücken und mit einem Hornlöffel in die Wange von innen einbringen oder, wenn krampfartige Schmerzen auftreten, Magnesium phosphoricum D6 als heißen Blitz 10 Tabletten, je nach Alter, in 4 cl. heißes Wasser aufgelöst mit einem kleinen Hornlöffel eingeben.

Mundwinkelrhagaden betupft man mit Spenglersan-Kolloid G und achte auf Vitaminmangel.

Bei Ohrenschmerzen gibt man 1 Tropfen Spenglersan-Kolloid G in den Gehörgang und ca. 2 Wochen Spenglersan-Kolloid T als Einreibung. Dazu ein Zwiebelsäckchen mit frischgewürfelten Zwiebeln auf das Ohr.

Verstopfung kann mit reichlich Flüssigkeit und ballaststoffreiche, von

Gemüse getragene, Ernährung gut beeinflusst werden. Zuckerprodukte, ebenso Weißmehlerzeugnisse sind nicht günstig. Weißmehl räubert das lebenswichtige Nervenvitamin B aus den Zellen. Bekannt ist auch, dass Bananen Verstopfung fördern.

Die sogenannte Windeldermatitis ist für das Kind besonders unangenehm und entsteht meist bei Kindern, die keine Stoffwindel tragen, sondern herkömmliche Plastik-Einmalwindeln. Durch das feuchtwarme Milieu vermehren sich gerne die Mykosen (Pilze). Es zeigt sich als Rötung, Wundsein, kleine Pickel, welche oft etwas nässen. Hier betupft man mit Spenglersan-Kolloid G die betroffenen Stellen. Die Gentianaviolett-Lösung aus der Apotheke in der entsprechenden Anwendung empfiehlt sich. Über unnötige Wasseranwendung kann sich die Mykose über den ganzen Körper ausbreiten. Die betroffenen Stellen nur leicht mit Wasser abwaschen, ohne Reinigung mit Öl vorzunehmen. Mit einem saugfähigen Tuch abtrocknen und mit Spenglersan-Kolloid G betupfen. Eventuell mit einer Nystatinsalbe leicht einreiben, sowie den Stuhl beim Arzt auf Mykosen untersuchen lassen.

Magenprobleme lassen meist auf Infektionen mit dem Helicobacter pylori schließen. Jedoch sollte die Keimzahlbelastung über eine gründliche Untersuchung ermittelt werden. Man gibt 10 Tropfen Spenglersan-Kolloid G in ein halbes Glas Wasser und trinkt langsam und schluckweise 3 mal am Tag diese Mischung etwa 4 Wochen lang. Mittags 1 Teelöffel Basenpulver in Flüssigkeit und 1 x täglich 500 mg Vitamin C.

Wie oben bereits erwähnt sind Magen-Darm Störungen immer auch von dem Säure-Basenmilieu abhängig. Deswegen ist es so wichtig, den naturgegebenen Umständen Rechnung zu tragen. Wie wir wissen, sollte das Säure-Basenmilieu von 15 Uhr bis 3 Uhr mehr zu der basischen Seite hin verlagert sein. Dagegen sollte sich das Säure-Basenmilieu von 3 Uhr bis 15 Uhr mehr im leicht sauren Bereich befinden. Eine übermäßige Versäuerung des Organismus hat zur Folge, dass die Erythrozyten starr und unflexibel werden. Die Mikrozirkulation wird so erheblich gestört. Da zum Beispiel Alkohol das Blut stark versäuert, sind Alkoholiker besonders Herzinfarkt und Schlaganfall gefährdet. Eine starke Übersäuerung beeinflusst natürlich auch das vegetative Nervensystem. Dies macht sich vor allem auch im Bereich des Solar-Plexus bemerkbar, in welchen der Nervus-Vagus mündet. Der Nervus-Vagus wurde früher als Lungen-Magennerv bezeichnet. Denn er versorgt Lunge, Herz und Speiseröhre. Im Bauchbereich versorgt der Nervus-Vagus Darm, Magen, Bauchspeicheldrüse, Nieren, Nebennieren und Milz als wichtigstes Organ für die Abwehr. An dieser Stelle möchte ich noch einige Wirkungsweisen von Sympathicus und Parasympathicus erwähnen.

Am Herz beschleunigt der Sympathicus den Herzschlag und erweitert die Herzkranzgefässe. Der Parasympathicus dagegen, verlangsamt den Herzschlag und verengt die Herzkranzgefäße. Der Herzmuskel wird damit unterversorgt und die bekannten, lebensbedrohenden Abläufe treten in Erscheinung. Die Blutgefäße werden aber allgemein durch den Sympathicus verengt und durch den Gegenspieler erweitert. Dagegen werden die Bronchien durch den Sympathicus erweitert und durch den Parasympathicus verengt. Im Magen-Darm hemmt der Sympathicus die Peristaltik (Darmbewegung) und die Drüsentätigkeit, während der Parasympathicus dieselben anregt. Der Parasympathicus regt an der Blase die Entleerung an und sorgt für die Erschlaffung des Blasenschließmuskels. Der Sympathikus bewirkt hier wiederum das Gegenteil.

In der für das Kind lebensbedrohenden Phase zeigt sich ein klebriger Schweiß in geringer Konzentration. Dieser wird als Todes- und Angstschweiß bezeichnet und deutet auf große Erregung des Sympathicus hin. Hier sollte sofort der Kinder- oder Notarzt gerufen werden. Ein reichlicher, dünner Schweiß deutet auf eine Erregung des Parasympathicus hin. Dieser zeigt sich meist in einer Zeit, die in einer noch nicht akuten Phase abläuft. Ein plötzlicher Schweißausbruch entsteht auch durch starken Blutdruckabfall in Folge labiler Gefäßregulation.

Wenn bereits eine Nierenschwäche vorliegt und der Filtrationsdruck auf die Nieren erhöht ist, so versucht der Körper Toxine über die Haut auszuscheiden. Meist geschieht dies in der ersten Schlafphase, ebenso das Aussetzen der Atmung, welches in der Homöopathie auf das Arzeimittelbild Grindela-robusta D4 hinweist. Über die Haut scheidet der Körper Gifte aus, die von der in ihrer Entgiftungsfunktion überlasteten Leber nicht eleminierbar sind. Bei dem übermäßig starken Schwitzen sollte man auch immer an eine mögliche Thyreotoxikose (Störung durch innere gesteigerte Sekretion der Schilddrüse) denken. Eine beteiligte Hypoglykämie (Unterzucker) schließe man über einen Nüchternblutzucker-Test aus.

Schwitzen, Blässe und Erbrechen deuten auch auf die Möglichkeit eines nicht erkannten Phäochromozytom (Tumorgeschehen im Nebennierenmark).

Die Multi-Intoxikation als Hauptursache für die Überlastung des Organismus vor allem durch Umweltgifte, bedarf größter Aufmerksamkeit. Vielen Umwelteinflüssen der Jetztzeit ist der Mensch ausgeliefert, ohne dass er etwas dagegen tun kann. Wo man jedoch die schädigenden Einflüsse reduzieren oder beseitigen kann, sollte nicht gezögert werden ausnahmslos Aktivität zu entwickeln. Dazu ist es von besonderer Wichtigkeit den Organismus immer wieder aufs Neue zu entgiften. Dies funktioniert am besten , in dem man die Entgiftungs- und Ausscheidungsorgane in ihrer Funktion stärkt. Hier wird der kundige Behandler neben den Zellfunktionsmitteln nach Dr. Schüssler die Homöopathie heranziehen. Es ist wichtig die für unsere Kleinsten richtige Dosierung zu beachten. Bis zum 6. Lebensjahr gibt man 1/3 der Erwachsenendosis. Vom 6. Bis 12. Lebensjahr die Hälfte der Erwachsenendosis. Und ab dem 12. Lebensjahr die volle Erwachsenendosis. Die wichtigsten Homöopathika zur Unterstützung der Entgiftungs- und Ausscheidungsorgane sind Lymph-, Nieren-,

Darm-, und Lebermittel. Wegen dem Alkoholgehalt achte man auf Präparate, deren Arzneimittelträger Milchzucker ist. Zum Beispiel Hepeel (Leber),-Reneel (Nieren), des weiteren zur Förderung der Herzleistung, wenn vom Kinderarzt eine schwache Herzleistung abgeklärt und befürwortet wird, die Präparate Strophanthus comp. Herztabletten und Cardiacum-Heel

Die Schüsslersalze gibt es auch als Biominerale in kleineren Packungen. Ferrum phosphoricum D 12 reguliert nicht nur die Darmfunktion, in dem es für die Muskulatur der Dünndarmzotten wichtig ist und die Dickdarmmuskulatur kräftigt, sondern hat auch Einfluss auf das Immunsystem nach Dr. Schüssler. Kalium chloratum D 6 wirkt auf die Schleimhäute, über die auch Toxine ausgeschieden werden. Kalium phosphoricum D 6 ist nicht nur das wichtigste Nervenmittel der Biochemie, sondern auch ein Entgiftungselektrolyt. Der Wasserhaushalt wird mittels Natrium chloratum D 6 reguliert. Zur allg. Ausscheidung von Toxinen ist dem Natrium sulfuricum höchste Priorität zugedacht. Zur Entsäuerung des Organismus setzen wir in der Naturheilkunde Natrium phosphoricum D 6 und das Ergänzungsmittel Natrium bicarbonicum ein. Wie schon angedeutet, sind gerade die hohen Verdünnungen der Zellfunktionsmittel für die Zellenpermeabilität (Zellmembrandurchlässigkeit) unerlässlich. Ich bin der Ansicht, dass zwar durch die Potenzierung die Grundsubstanz kontinuierlich abnimmt und zwar bis zu der Stufe , wo von der Ausgangssubstanz tatsächlich nichts mehr da ist. In dem Maße jedoch, wie sich die Ursubstanz durch die Potenzierung reduziert, nimmt im gleichen Maße die Energieinformation der Pflanze oder der Grundsubstanz zu. Man könnte dann wohl von subatomarer Energie sprechen. Denn wie erklären sich zum Beispiel Heilerfolge bei Tieren, die sich diese sicherlich nicht einbilden können. Entgiften des Organismus erfolgt auch, wenn man Baunscheidt als Ausleitungsverfahren einsetzt. Nur würde ich diese Methode von 1848 bei Kindern unter 6 Jahren nicht empfehlen. Und dann auf keinen Fall mit Baunscheidtöl, sondern auf schonende Weise mit AF-Tonic. Macht sich eine Atemlähmung im Vorfeld bemerkbar, so gibt es verschiedene Möglichkeiten etwas dagegen zu tun außer die Toxinausscheidung im Organismus anzuregen. Nach Dr. Reckeweg soll Grindelia robusta und Kalium cyanatum recht hilfreich sein. Einfluss auf die Atmungsfermente (Enzyme) nehmen ebenfalls nach Dr. Reckeweg Ubichinon, Trichinoyl, Glyoxal und Beta vulgaris rubra. Bei Säuglingen und Kleinkindern beachte man, wie schon erwähnt, 1/3 der Normaldosis zu geben. Nach Dr. Schüssler gibt man bei allgemeinen Lähmungen die Hauptmittel Kalium phosphoricum D 6 und Magnesium D 6. Auch hier wieder 1/3 der Erwachsenendosis, im Akutfall stündlich 1/3 Tablette, ansonsten 5 x 1/3 Tablette für Säuglinge und Kleinkinder aufgelöst zwischen Wange und Zunge.

Die vegetative Grundfunktion, welche in ihrer Regulierung meist gestört ist bevor es zu dem lebensbedrohlichen Ereignis kommt, bedarf der besonderen Aufmerksamkeit. Der große Naturheilarzt Dr. Hans- Heinrich Reckeweg nannte Galium aparine, Hydrastis und Medulla oblangata als die wichtigsten homöopathischen Mittel zur Verbesserung der vegetativen Grundfunktionsregulierung. Der Sauerstoffbedarf des Organismus sollte durch die Atmung gewährleistet sein. Liegt hier eine latente Unfähigkeit vor, dies zu ermöglichen, so wird Carbo vegetabilis als eines der wichtigen Homöopathica empfohlen. Carbo vegetabilis und Veratrum setzt man gern ein, wenn ein desolater Kreislaufzustand durch Sympathikuserschöpfung eintritt. Vagotonie regulierend sind nach Dr. Reckeweg Cocculus cacti, Glandula suprarenalis, Naphtochinon. Bei der vegetativen Dystonie empfahl Dr. Reckeweg Adrenalin, Diencephalon, Funiculus umbilicalis, Kalium phosporicum, Sympathikus, Colchicum, Abrotanum, Kalium jodatum. Echinacea angustifolia ist ein wichtiges Mittel der Wahl bei Abwehrschwäche. Sind die Kinder etwas größer, wäre es zum Vegetativtraining gut, sie rechtzeitig an die morgendliche Wechseldusche, nicht zu heiss und nicht zu kalt, zu gewöhnen.

Die Behandlung der allergischen Reaktion erfordert nach Dr. Recke-weg Cutis suis und Sanguis suis. Dagegen wird empfohlen bei aller-gischen Erkrankungen zu Histamin,- Acidum fumaricum,- Galphimia,-Natrium pyruvicum und Serum ovile zu verabreichen. Bevor diese wichtigen Homöopathica zum Einsatz kommen, achte man vor der Einnahme auf geügend Flüssigkeitszufuhr. Dabei immer wieder daran denken, das Kind basisch zu ernähren, indem viel mit Gemüse und basischen Mineralwässern die Ernährung des Kindes sicher gestellt ist. Unsere Böden und unsere Nahrung sind Calcium, Magnesium und Spurenelemente reduziert. Wir dürfen nicht vergessen, dass ja zum Beispiel Magnesium ca. 300 und Zink 200 Stoffwechselvorgänge katalysieren.Wieviele Störungen kommen wohl durch den Mangel an diesen Mineralstoffen und werden nicht beachtet. Stattdessen doktert man lieber an den daraus resultierenden Symptomen herum. Wie oft sind Schleimhautschwellungen auf den Mangel an Calcium zurückzuführen. Mangelnde Versorgung mit Calcium in jungen Jahren wirkt sich auf das Knochengerüst und die Zähne aus. Eine gute Blut-gerinnung und Übertragung der Nervenimpulse für Herz und Muskel ist von der Konzentration des Calcium im Körper besonders abhän-gig. Frische Milch und Milchprodukte wie Joghurt und Käse dürfen in einer gesunden Ernährung nicht fehlen. Spinat, Lauch, Broccoli und Grünkohl (Biologische Produkte) sind auch für ein basisches Milieu unabdingbar. Für Kinder über drei Jahren gibt es das sogenannte Kids-Calcium. Auch Emmentaler, Edamer und Schafskäse sind besonders reich an Calcium.

Zwischen ein und vier Jahren benötigt ein Kind ca. 600 mg/Tag, von vier bis 10 Jahren ca. 700 bis 800 mg.Von 10 Jahren bis 15 Jahren etwa 800 bis 1000 mg. Bei einer Milchzuckerunverträglichkeit denke man immer an das in den Apotheken erhältliche Präparat „Laluk". Da phosphatreiche Lebensmittel den Calciumeinbau in die Knochen hemmen, sollte mit Fleisch, Wurst, Schokolade und Colahaltigen Getränken nicht zu üppig umgegangen werden. Schleimhautkatarrhe an Augen, Ohren und Luftwegen deuten auf Calcium carbonicum und Kalium sulfuricum sowie Vitamin A und E hin. Bei Schwellungen jeder Art denke man auch an Lachesis, Berberis und Apis.

Die Firma Töpfer im Allgäu bietet eine Reihe von Präparaten für unsere Kleinen von Bio -Säuglingsmilchnahrung wie Lactana oder Babypflegeprodukte an. Wenn es um die Förderung der Abwehrkräfte bei den Kindern geht, so ist der Cranberry–Saft ein hervorragendes Elixier. Die Gesunderhaltung der Darmflora oder Regenerierung der Kinder wird mit Eugalon LC angegeben.

Die zarte und sensible Haut des Kindes wird mit dem Kleie-Kinderbad der Firma Töpfer entsprechend gepflegt. Für eine milde Haarwäsche wird ein Baby–Shampoo angeboten. Baby–Öl und Baby–Creme sowie Baby–Puder und Wundschutzpaste der Firma Töpfer sind weitere gute Erzeugnisse. Zur Ernährung von Säuglingen, falls nicht gestillt wird mit lebenswichtigen Mineralstoffen, Vitaminen und Spurenelementen, dabei probiotische darmbezogene Bifiduskulturen beinhaltend bietet die Firma Töpfer ihr Bio-Pre und Bio 1 für die Zeit nach der Geburt an. Während Bio 2 nach dem 4. Monat zum Einsatz kommt. Vom 1. Fläschchen an und zum Zufüttern HA 1, nach dem 4. Monat HA 2. Und wenn eine milchfreie Säuglingsnahrung verlangt wird, kann man auf Lactopriv zurückgreifen. Hat ein Säugling Durchfall bietet sich Bessau-Trockenreisschleim an. Bei Säuglingsdyspepsien (Verdauungsschwäche) gibt es ab der 8. Woche die hochwertige Reisdiät Bessau Karottenreisschleim. Das atopische endogende, sowie allergische Ekzem, auch Neurodermitis genannt, dabei Missempfindungen wie Brennen, Rötung, Schwellung, Schuppung und Juckreiz, die dem Kind sehr zu schaffen machen, reagieren gut auf die cortisonfreie Sensicutan-Salbe.

Die durch Neurodermitis verursachten Beschwerden hindern ein Kind an einem erholsamen Schlaf. Umso wichtiger ist es, durch biologische Lebensführung, entsprechende Medikamentation und Entsäuerung des Organismus Abhilfe zu schaffen. Im Schlaf werden sogenannte Wachstumshormone gebildet, welche zur Zellatmung notwendig sind. Schlafstunden vor Mitternacht stärken den Organismus. Dagegen schwächen die Schlafstunden bis in den späten Morgen hinein den Körper. Tiere begeben sich entsprechend den natürlichen Bedingungen gegen 19 bis 21 Uhr zur Ruhe und sind früh ausgeruht und erholt auf den Beinen. Zeitweilig ist bei Kleinkindern eine seltsame Schlafstellung und zwar in Kopf-Ellenbogen-Kniestellung zu beobachten. Diese Symptomatik deutet auf die Arzneimittelbilder von Medorrhinum, Thuja und Sepia hin. Bei manchen Kindern beobachtet man eine sogenannte Krallenhand. Dieses Symptom deutet auf eine Mutterkornbelastung hin, wofür sich Secale cornutum erforderlich macht.

In einer Kinderklinik, entdeckte man vor einiger Zeit ein interessantes Phänomen. Kleinkinder, die im Schlaf Apnoen (Atemaussetzer) hatten, gab man einen Tropfen Vanille auf das Kopfkissen. Daraufhin unterblieben ab und zu die Apnoen. Sollte diese Information zur Nachahmung anregen, so würde ich kein synthetisches sondern ein reines Vanilleöl vorschlagen. Empfehlenswert dabei ist es, das Öl nicht direkt auf die Bettwäsche zu geben, sondern auf ein Taschentuch, um einer eventuell entstehenden Fleckenbildung vorzubeugen.

Ob Apnoen oder Schnappatmung, entscheidend ist immer die Gesamtintoxikation im Organismus. Aufgrund von Forschungen in der Universität Bristol geht man davon aus, dass Defekte eines speziellen Proteins (Eiweiskörper)an der Sauerstoffversorgung der Hirnzellen Einfluss haben sollen. Stoppt die Atmung, so wird ein Hilfssystem aktiviert, um ein Schnappen nach Luft in Gang zu setzen. Man frage sich, warum die Atmung überhaupt stoppt und das Hilfssystem ebenfalls versagt? Und wie erklärt sich dann der Rückgang der Sterblichkeit allein durch Veränderung der Schlaflage bei den betroffenen Kindern, die ja mit diesem Notregulationssystem nichts zu tun hat. An den Genen, die dann herhalten müssen wenn eine Klärung nicht erfolgen kann, wird es wohl kaum allein liegen. Und wenn bedingt doch, so missachtet man die als Ursache dafür wiederum in Frage kommende Gesamtintoxikation im Organismus, durch die meines Erachtens ebenfalls eine Schädigung der Gene verursacht wird.

Produkte für Säuglinge und Kleinkinder bietet die Fa Töpfer GmbH Heisingerstr. 6 in 87463 Dietmannsried auf Wunsch interessierter Eltern an.

Ankündigung

Nachdem ich etwas Licht in das Dunkel des plötzlichen Kindstodes gebracht habe, beabsichtige ich, gemäß meiner langjährigen Praxiserfahrung, ein Buch für den fähigen Behandler und mündigen Patienten über eine ganzheitliche Diagnostik und Therapie im Sinne der physiologischen Abläufe zu verfassen.

Quellenangaben

Allgemeine Veröffentlichungen (Broschüren) der GEPS (Gesellschaft zur Erforschung des plötzlichen Kindstodes, bzw. Säuglingstodes) Deutschland e.V.und des wissenschaftlichewn Beirates des GEPS, Postfach 1126, 31501 Wunstorf

GEPS Deutschland e.V. (Hrsg.), „Plötzlicher Säuglingstod – Hilfe und Unterstützung für betroffene Familien", Die Werkstatt Verlag, Wunstorf, 1998, 2. Auflage

GEPS Deutschland e.V. (Hrsg.), „Die wissenschaftliche Broschüre – Themenbereiche zum Plötzlichen Säuglingstod", Wunstorf,1998

Sozialministerium Baden-Württemberg (Hrsg.), „Der plötzliche Säuglingstod-Informationen für Eltern", Stuttgart 2002

Ministerium für Frauen, Jugend, Familie und Gesundheit des Landes NRW (Hrsg.), „Der plötzliche Säuglingstod-Informationen für Eltern", August 2001

GEPS NRW e.V. und Johanniter – Unfall – Hilfe e.V. (Hrsg.), „Die optimale Schlafumgebung für Ihr Baby", Juli 2001, 6. Auflage

GEPS NRW e.V. und Johanniter – Unfall – Hilfe e.V. (Hrsg.), 2 Hintergrundinformationen für ärztliches Assistenz – und Fachpersonal zur Broschüre „ Die optimale Schlafumgebung für Ihr Baby", Juli 2001, 6. Auflage

Ronald Kurz, Thomas Kenner, Christian Poets (Hrsg.), „Der plötzliche Säuglingstod- Ein Ratgeber für Ärzte und Betroffene", Springer Verlag, Wien – New York, 1997

Reckeweg, Dr. med. Hans-Heinrich, „Homoeopathia antihomotoxica" Band I, Aurelia-Verlag, Baden-Baden, 1981, 2. Auflage

Neunhoeffer, Prof. Dr. med.,F.: „Möglichkeiten und Aussagekraft biochemisch bedingter Laboratoriumsteste für Krebs", Krebsgesch., 8(1976), H.5.110

Gutschmidt, Dr., J.: „ Die Carcinochrom-Reaktion. Der heutige Stand der Carcinochrom-Reaktion(CCR) aus der Sicht der Literatur", Krebsgesch. 5(1973), H.5.111

Scheller, E.F.: „Hämatologische Krebsfrühdiagnostik im polarisierten Licht", Krebsgesch. 4 (1972), H.3.47

Schroedter, A.: „Krebs ein Phänomen", HPJ 5 (1976), 198

Schroedter Sonderdruck aus „Krebsgeschehen und Praxis der Onkologie", Hrsg. H. Denk, K.Karrer, G.Salzer, Wien

Seeger, Dr., P.G.: „Präkanzerose und ist diese aufspürbar", Erfahrungsh.K.28, 1979 H.4,244

Schober, P.H. in „Der Plötzliche Säuglingstod!", von , Ronald Kurz, Thomas Kenner, Christian Poets (Hrsg.), Springer-Verlag , Wien, New York, 1997

Endnoten

1 GEPS, Allgemeine Veröffentlichungen über den Plötzlichen Kindstod Ronald Kurz, Thomas Kenner, Christian Poets (Hrsg.), „Der plötzliche Säuglingstod"

2 Seeger, Dr., P.G.:"Gibt es eine Präkanzerose"

3 Neunhoeffer, Prof. Dr. med. F. , „Möglichkeiten und Aussagekraft biochemisch bedingter Laboratoriumsteste für Krebs, Krebsgesch., 8 (1976), H.5.110

4 Gutschmidt, Dr. J., „Die Carcinochrom-Reaktion..."

5 Scheller, E.F., „Hämatologische Krebsfrühdiagnostik..."

6 Schroedter, A., „Krebs ein Phänomen", HPJ.5 (1976) 198

7 P.H. Schober in: Der plötzliche Säuglingstod, von R. Kurz, Th. Kenner, Ch. Poets